Sonderabdruck aus dem Zentralblatt für Gewerbehygiene
April bis August 1919.

ISBN 978-3-662-42283-0   ISBN 978-3-662-42552-7 (eBook)
DOI 10.1007/978-3-662-42552-7

Aus dem gerichtlich-mediz. Institut der Universität Zürich.
Direktor: Prof. Dr. H. Zangger.

Erfahrungen über kombinierte Vergiftungen im Gewerbe.

Von

Joh. Müller, prakt. Arzt aus Tägerwilen (Thurgau), z. Z. Assistenzarzt an der chirurg. Abteilung des Kantonsspitals St. Gallen.

Die Technik arbeitet massenhaft mit Giften. Besonders mit ihrem ungeheuren Aufschwung zum heutigen Groß- und Massenbetrieb nimmt die Giftgefährdung in geradezu unheimlichem Maße zu. Die Technik sucht so schnell und so leicht als möglich zum Ziele zu kommen. Die Nebenwirkungen, die etwas abseits von ihrem eigentlichen Wege liegen, läßt sie unberücksichtigt, so daß die Gefahren zu leicht unterschätzt werden. Technische Prozesse gehen oft vor sich nach Geheimverfahren (mit durch Markenschutz, Patentverletzungen verschärftem Interesse), ihre Kompliziertheit bringt vermehrte Unübersichtlichkeit und schließlich fehlende Kenntnis der Gefahren überhaupt. Schon bei normaler Konkurrenz, vor allem aber bei vorkommenden Fälschungen zeigt sich ein direktes Interesse daran, Gefahren zu verdecken und zu verschleiern.

Zur Beurteilung dieser sich mehrenden Giftgefahren sind vier Gesichtspunkte wichtig:
1. Die allgemeine Kenntnis der im Gewerbe verwendeten Substanzen und ihrer toxikologischen Verhältnisse;
2. die regelmäßig in Betracht fallenden Schutzeinrichtungen und die hygienischen Verhältnisse im allgemeinen;
3. die Möglichkeit und Sicherheit der Erkennung von Vergiftungen;
4. die gegen einzelne Gifte anwendbaren besonderen Vorkehrungen.

Für die zielbewußte Bekämpfung einer Gefahr sind naturgemäß Erkennung und klare Einsicht die Voraussetzung. Sie zeigen den Weg und rechtfertigen in unserer naturwissenschaftlichen Zeit überhaupt erst die Abwehrmaßnahmen.

Giftige Stoffe kommen in der Industrie einmal in den Betrieben vor, welche diese zu bestimmten Zwecken gebrauchen, von den Ausgangsmaterialien an bis hinunter zu den Lack-, Putz- und Packmitteln. Es sind aber auch diejenigen Stoffe zu berücksichtigen, die in normalen Betrieben als Zwischen- und Abfallprodukte entstehen oder auf verschiedenen Wegen hineingelangen (durch Röhrensysteme, Flaschen, Bomben usw.). Eine ganz besondere Beachtung verdienen auch die Betriebsstörungen; denn sie gehen ganz andere Bahnen als der Hauptbetrieb und sind sehr oft katastrophaler Natur.

Wenn wir nun eine Reihe von Industrien systematisch durchgehen und uns ein Bild davon machen, was für Stoffe verwendet werden, so finden wir eine Menge von Situationen und Möglichkeiten für das Zustandekommen von Vergiftungen gleichzeitig durch mehrere Stoffe. Daß verschiedene gleichzeitig vorkommende Gifte sich gegenseitig unterstützen und modifizieren können, ist selbstverständlich, wird aber im allgemeinen zu wenig beachtet, trotzdem die Pharmakologie der letzten Jahre dem Mediziner eindringlich gezeigt hat, daß die biologische Wirkung verschiedener miteinander eingegebener Stoffe nicht einer einfachen Addition der einzelnen Komponenten parallel zu gehen braucht, sondern sehr oft eine neue eigenartige Reaktion auslöst. Eine Reihe von Beobachtungen und Erfahrungen, die wir in der letzten Zeit machen konnten, drängten uns dahin, uns Rechenschaft zu geben über kombinierte Vergiftungen im Gewerbe. Merkwürdigerweise sind bis jetzt diese Möglichkeiten sehr wenig beachtet worden. Man war immer bestrebt, bei Vergiftungsfällen ein schuldiges Gift herauszufinden. Wohl ist es Pflicht des Arztes, eine Einheitsdiagnose anzustreben, aber ebenso Pflicht ist es, wo diese nicht mehr ausreicht, mitkonkurrierende Faktoren zu berücksichtigen und in Erwägung zu ziehen. So sind auch icher Vergiftungen durch mehrere mit- oder nacheinander einwirkende Stoffe im Gewerbe sehr häufig. Zangger hat in einer kürzeren Arbeit im Ztbl. f. Gew.-Hyg. 1914 und in den Ergebnissen für innere Medizin 1910 und Kapitel Vergiftungen in Mohr u. Stobelin, innere Medizin Bd. 6, auf diese Verhältnisse hingewiesen. Seither haben wir eine Menge weiterer ähnlicher Erfahrungen gemacht; besonders der durch den Krieg bedingte Umschwung im gesamten Gewerbsleben hat auch die Möglichkeit von solchen kombinierten Vergiftungen gewaltig gesteigert durch vollständige Umgestaltung der Quellen: die Ersatzstoffe.

I. Die Wirkung von Gift- und Arzneigemischen.

Das Zustandekommen einer Giftwirkung im allgemeinen setzt sich zusammen aus bestimmten chemischen Reaktionen und einer Reihe von physikalischen Vorgängen, die entweder Einleitung oder Voraussetzung für die chemische Wirkung sind oder für sich allein schon ein toxisches Moment bilden (analog der Overtonschen Narkosetheorie). Es handelt sich um Wechselwirkungen zwischen chemischen Reaktionen einerseits und Lösungs-, Absorptions-, Quellungs- und Diffusionsvorgängen andererseits. Die Kenntnis der Reaktion zwischen Zellsubstanz und Gift und deren Wirkung, was neben der Feststellung der Angriffspunkte der Arzneimittel die Hauptaufgabe der modernen Pharmakologie wäre, ist aber noch sehr im Anfangsstadium, und doch ist sie die Vorbedingung für das Verständnis der komplizierten Vorgänge bei Giftgemischen[1]).

---

[1]) Nachdem in der zweiten Hälfte des letzten Jahrhunderts die pharmazeutische Chemie immer mehr darauf ausgegangen war, möglichst chemisch definierte, molekular einheitliche Stoffe herzustellen und zu verwenden, ist man in den letzten Jahren ganz allgemein zum Gebrauch kombinierter Mittel zurückgekommen. Es waren vor allem Untersuchungen über Mischnarkosen, welche die Frage nach der Wirkungen von Arzneikombinationen aufwarfen, indem man die Erfahrung machte, daß die biologische Wirkung zweier Stoffe zusammen nicht immer eine bloße Addition der Einzelwirkungen sei. Diese Erkenntnis mußte nach weiteren experimentellen Untersuchungen rufen. Bis heute existieren vor allem Versuche über die Kombination von Narkotika und Desinfektionsmitteln, die etwas Licht auf diese Fragen werfen.

Die veränderte Wirkung von Giftgemischen gegenüber den einzelnen Komponenten hängt mit folgenden Faktoren zusammen (Bürgi):
1. Mischungen von zwei Substanzen können einen neuen chemischen Körper ergeben.
2. Die Löslichkeit einer Substanz kann durch den Zusatz einer zweiten verändert werden.
3. Die Durchgängigkeit der Zellmembranen für den einen Stoff wird durch den andern verändert.
4. Die Zelle wird durch Imprägnation mit einer Substanz mehr oder weniger aufnahmefähig für eine andere. (Vergleiche auch Membranarbeiten von Zangger.)

Relativ einfach ist der erste Fall, wo durch Kombination ein neuer Körper sich bildet, der dann in seiner Gesamtheit die Zelle beeinflußt. Darauf beruht einmal eine Art Antagonismus, diejenige nämlich, die durch chemische Entgiftung, d. h. chemische Veränderung des Giftes vor sich geht.

So kann aus zwei heftigen Giften eine unschädliche Verbindung entstehen (Kupfervitriol und Phosphor zusammen z. B.). Es gelingt auch, Tiere, die mit Zyanwasserstoff oder Nitrilen tödlich vergiftet sind, durch Thiosulfatlösung zu retten, weil diese Gifte durch aktivierten Schwefel leicht in die wenig giftigen Rhodanverbindungen übergeführt werden.

In gleicher Weise kann natürlich aus wenig gefährlichen oder sogar ungiftigen Substanzen ein sehr gefährliches Gift entstehen (Jodkali und Kalomel oder durch Bildung der reizenden Quecksilberjodsalze). Es ist dies ein Modus, dem wir bei gewerblichen Vergiftungen nicht selten begegnen, ein Gebiet, das zu wenig beachtet wird. Chlor und Benzol oder Azeton kombinieren sich unter starke Lichtwirkungen in geringen Mengen zu dem sehr giftigen Chlorbenzol resp. Chlorazeton. Anorganische Halogenverbindungen lagern sich an organischen Nitrokörpern an zu äußerst giftigen Stoffen usw.

Diese neuen Verbindungen zeigen in solchen Fällen schon an sich eine veränderte physiologische und chemische Wirkung vielfach gewinnen sie aber noch an Bedeutung durch Veränderung der Löslichkeitsbedingungen. Denn die Giftigkeit einer Substanz hängt davon ab, ob sie in den Körper eindringen kann oder nicht, und ob sie im Körper an vitalwichtige Organe in funktionsstörender Konzentration gebunden wird. Untersuchungen über Desinfektionsmittel und Narkotika haben gezeigt, daß man durch bestimmte Kombinationen Löslichkeit und damit Diffusionsfähigkeit und Lokalisation in die Hand bekommen kann, indem man giftige, therapeutisch wichtige Komponenten z. B. an typische organische Komplexe bindet. So wirken die organischen Verbindungen vieler anorganischer Substanzen ganz anders, unter Umständen viel schneller, als dieselben in Salzform, weil dadurch die Substanz neue physikalische Eigenschaften erhält und an Orte im Organismus gelangen kann, wohin die einfache Salzverbindung überhaupt nicht oder nur in sehr chronischem Verlauf gekommen wäre (vgl. moderne Chemotherapie).

Das Blei und seine Salze führen erst nach Wochen und Monaten zu den bekannten Wirkungen am Nerven- und Muskelsystem. Eine komplexe Bleiverbindung aber, wie z. B. das Bleitriäthyl, dringt vermöge seiner physikalisch-chemischen Eigenschaften in kürzester Zeit in die Nerven- und Muskelzellen und ruft dort nach rasch vorübergehender eigener Molekularwirkung in einzelnen Fällen alsbald die typischen Bleiwirkungen hervor. Analoge Verhältnisse finden wir bei vielen andern komplexen organischen Metallverbindungen.

Von besonderer Bedeutung für die Intensität der Giftwirkung ist der Grad der Dissoziation und Jonisation. Ihre Bedeutung ist namentlich für die Desinfektionsvorgänge erkannt, wo die desinfizierende Wirkung der Lösungen der Intensität der Jonisation parallel geht. Wird diese Dissoziationsfähigkeit durch Kombination verändert, so resultiert natürlich auch eine veränderte Wirkung. (Vgl. W. Frey, Pfenninger u. a.)

Kochsalz und Sublimat haben infolge Hemmungen der Jonisation verringerte Wirkungen, Kochsalz und Phenol dagegen durch vermehrte Aussalzung des Phenols einen verstärkten Effekt.

Handelt es sich um Elektrolyte, bei welchen mehrere der salzbildenden Jonen toxisch wirken, so resultiert aus einem einzigen Stoff eine kombinierte Giftwirkung.

Zyankalium macht bei Anwesenheit von freiem Alkali einmal die schweren Ätzungen des Alkalis und daneben Allgemeinerscheinungen durch das Freiwerden des Zyan; vom Quecksilberoxizyanat kann man besonders bei sehr starksaurem Magensaft Vergiftungserscheinungen sowohl vom Quecksilber wie vom Zyan erhalten.

Die Kräfte, welche die Stoffe zum Durchtrieb durch die Zellmembranen bringen, liegen vor allem im Absorptionsvermögen durch Konzentration in Grenzflächen, wodurch neue Diffusionsschichten ganz differenter Art entstehen können. (Auf solchen Vorstellungen beruht z. B. die Overtonsche Narkosetheorie über die Wirkung der lipoidlöslichen Narkotika.) Analog werden diese und viele andere Substanzen die Durchlässigkeit der Membrane verändern (herabsetzen) und damit den natürlichen Stoffwechsel beeinflussen. Die Untersuchungen Zanggers sind es namentlich, die über die Wichtigkeit und leichte Beeinflußbarkeit der Zellmembrane aufgeklärt haben. Praktisch wirkt es vor allem, daß die Zelle auf solche Weise dem Giftdurchtritt gegenüber mehr oder weniger wehrlos gemacht werden kann: Erhöhte Kohlensäurespannung im Blute begünstigt z. B. den Durchtritt vieler Anionen in die roten Blutkörperchen. Alkohole, Äther, viele Ester setzen die Oberflächenspannung herab. Durch solche Membranänderungen kann es direkt zur Überempfindlichkeit kommen. So macht Kalkentzug, z. B. durch Oxalsäure, den Körper, speziell das Nervensystem, den Giftwirkungen gegenüber wehrlos.

Die physikalischen Verhältnisse bedingen endlich die Schnelligkeit der Giftwirkung. Das rasche Aufeinanderfolgen von Einzelwirkungen bildet ein potenzierendes Moment.

Eine bestimmte Menge Morphium, in zwei oder mehr Teildosen kurz nacheinander gegeben, wirkt bedeutend stärker, als die ganze Dosis auf einmal. Dieses Moment macht sich bei der Überlegenheit vieler Drogen gegenüber den aus ihnen hergestellten Substanzen bemerkbar; indem z. B. die verschiedenen Bestandteile der Digitalisblätter im Infus verschieden rasch resorbiert werden und daher nacheinander auf den Herzmuskel wirken, ist dieses immer noch wirksamer als das chemisch reine Produkt, wie Digitoxin (Bürgi). Diese Funktion der Zeit variiert in weitgehendem Maße gerade in Gemischen durch die gegenseitige Beeinflußung der einzelnen Komponenten in physikalischer Hinsicht.

Das Kombinationsresultat ist jeweils also abhängig von dem Einfluß, den die einzelnen Komponenten gegenseitig auf ihre Löslichkeit, Absorptions- und Eindringungsfähigkeit ausüben. Tritt eine solche Beeinflussung physikalischer Natur nicht ein, oder ist sie unbedeutend, so zeigt sich, daß die Zellfunktion in der Regel stärker und leichter beeinflußt wird, wenn eine geringere Summe verschiedenartiger Bestandteile ihres Plasmas in Beschlag genommen werden, als wenn gleichartige Bestandteile in gleichem oder sogar größerem Maße betroffen werden. Bürgi hat folgendes Gesetz formuliert: Arzneien der gleichen Reihe, die den gleichen pharmakologischen Angriffspunkt haben, addieren bei ihrer Kombination ihre Wirkung, haben sie dagegen verschiedenen Angriffspunkt, so zeigt sich bei der Kombination ein potenzierter Gesamteffekt. Die Ungleichartigkeit der Kombinationsglieder ist also eine Vorbedingung für die Potenzierung. Sie ist unabhängig von der Größe der Dosis, so läßt sich sogar an narkotischen Gemischen zeigen, daß eine ganz geringfügige Dosis, der man keine Wirkung mehr zugetraut hätte, unter Umständen eine bestimmte pharmakologische Kraft dank solcher Kombinationen innewohnt.

Auf diese Weise gelang es Bürgi, direkt verborgene Eigenschaften einzelner Substanzen aufzudecken, z. B. die narkotische Kraft der Belladonnagruppe. Kleine Mengen an sich haben einen zu geringen Effekt, große rufen eine Reihe anderer Erscheinungen hervor, so daß diese Stoffe allein niemals eine narkotische Wirkung haben; durch Kombination aber mit Hypnotika wird deutlich die narkotische Kraft der letztern verstärkt.

Diese Wirkungssteigerung kann so weit gehen, daß Stoffe, die zwar giftig sind, aber in vollständig unschädlicher Konzentration gemischt werden, toxische Wirkung erlangen.

Lépine (Rev. de méd. 1886) hat eine Mischung mehrerer Antiseptika empfohlen, und zwar in so hochgradigen Verdünnungen, daß von jedem einzelnen eine schädliche Wirkung nicht mehr zu erwarten war, die Summe dieser verdünnten Antiseptika erwies sich aber als sehr wirksam.

Will man nun die experimentell und theoretisch gefundenen Gesetzmäßigkeiten auf die komplexen Giftverhältnisse anwenden, wie man sie im Gewerbe antrifft, so stößt man auf große Schwierigkeiten. Solange man mit chemisch reinen Substanzen in konstanter Konzentration von bekannter Wirkungsdauer und Dosis arbeitet, läßt sich das Resultat mehr oder weniger voraussehen; im Gewerbe aber haben wir es gewöhnlich mit unreinen, heterogenen Stoffen zu tun von großer chemischer Verschiedenheit, die ferner noch leicht Umsetzungen erleiden, sich gegenseitig in physikalischen Verhältnissen beeinflussen, kurz, also Verhältnisse schaffen, deren Bedeutung sich nicht zum voraus erkennen läßt. Darauf beruht es wohl, daß Kombinationen beliebiger gewerblicher Gifte, wie sie z. B. von Führner und Greb (Arch. f. exp. Path. Bd. 69 u. 71) experimentell ausgeführt worden sind, ganz regellose Resultate zeitigen. Menge und Zeitdauer der Gifteinwirkungen entzieht sich meist unserer genauen Beurteilung. Dazu kommt, daß die Gifte oft über lange Zeit in stark wechselnden Konzentrationen und ganz verschiedener Reihenfolge einwirken.

Zu erwähnen ist noch eine merkwürdige Erscheinung, die sich in Gemischen von verschiedenen Konzentrationen zeigt, die sog. Umkehr der Wirkung: wird eine narkotische Dosis von einem Chloral-Paraldehydgemisch vermindert, so gelangt man zu einer Grenze der Wirksamkeit, gibt man noch weniger, so tritt wieder Narkose ein. Analog tötet bei einem Morphium-Skopolamingemisch eine bestimmte Morphiummenge bei Mitwirkung einer bestimmten Skopolaminmenge ein Kaninchen sicher, gibt man bei gleicher Morphiumdosis weniger Skopolamin, so stirbt das Tier nicht, gibt man mehr, auch nicht (Bürgi).

Immerhin zeigen die experimentellen toxischen Untersuchungen aufs eindringlichste, daß die kombinierten Vergiftungen auch im Gewerbe eine sehr große Bedeutung haben. Es werden neue, eigenartige Reaktionen ausgelöst, einmal entstanden durch Bildung neuer, wirksamer chemischer Stoffe, durch Veränderung von physikalischen Bedingungen, vor allem aber haben wir auch mit Potenzwirkungen zu rechnen, wo sogar im Grundstoff verborgene Eigenschaften zum Vorschein kommen können und selbst an und für sich unwirksame Konzentrationen eine stark schädigende Wirkung erhalten.

II. Beispiele von Situationen von kombinierten Vergiftungen.

Die Gefahren der gewerblichen Vergiftungen wechseln natürlich je nach den vorwiegenden Industrien, besonders aber nach den Vorsichtsmaßregeln und dem Stand der Arbeiterschutzgesetzgebung in den verschiedenen Ländern. Als Gifte sind im allgemeinen alle diejenigen Stoffe zu bezeichnen, die als Rohprodukte, Enderzeugnisse, Zwischen- und Abfallprodukte bei ihrer Gewinnung, Herstellung und Verwendung in gesundheitsschädigenden Mengen auftreten. Die fortschreitende Chemie, die Vielseitigkeit der Industrie, namentlich auch die Kleinbetriebe haben heute das Gebiet der Intoxikationsmöglichkeiten in so hohem Maße vermehrt, daß es für den Nichtfachmann sehr schwierig ist, eine Übersicht über alle so oft komplizierten Möglichkeiten zu erlangen.

Wünschenswert und anfänglich auch verlockend wäre nun eine Charakterisierung der heutigen Industrie nach den in ihr zur Verwendung kommenden und nach der Erfahrung zu Vergiftung führenden Substanzen. Eine systematische Durchführung ist aber sehr schwierig: denn in jeder modernen Industrie werden fast regelmäßig, zum mindesten in den Nebenbetrieben, schädliche Stoffe verwendet oder produziert und viele lassen sich gar nicht ausschalten, wie z. B. das CO. Wer aber erlebt hat, wie während dieses Krieges in jeder Fabrik ein Umschwung in der Art der Verfahren, in den verwendeten Materialien usw. eingetreten ist, der wird resigniert von einer Statistik der Gefahren nach Industrien nicht allzuviel erwarten, dagegen um so mehr im Einzelfalle eine genaue Kenntnis der Arbeitsmethoden und der naturwissenschaftliche Eigenart der Grundprozesse fordern müssen, damit auf Grund des naturwissenschaftlichen Beweises die Gefährdung erkannt werden kann. Direkt aussichtslos ist eine zweite Art der Statistik, nämlich eine Charakterisierung nach Giftkombinationen. Abgesehen davon, daß die Kombinationsmöglichkeiten im Einzelfalle unbeschränkt sind, gehören die Vergiftungsfälle durch verschiedene gleichzeitig oder nacheinander wirkende Stoffe noch zu den größten Seltenheiten in der Diagnostik, und die Diagnose wird überhaupt, zumal wenn man die strenge Anforderung des Giftnachweises stellt, noch lange Zeit nicht zu einer zuverlässigen Statistik ausreichen.

Wir geben auf S. 5–14 immerhin nach Autoren, die vor dem Kriege Zusammenstellungen gemacht haben über das Vorkommen von gewerblichen Giften in einzelnen Industrien, Beispiele davon, wie mannigfache Giftstoffe in einzelnen Fabriken zur Verwendung kommen, um uns ein Bild davon machen zu können, wie die moderne Technik eine Unzahl von Möglichkeiten schafft, wo eine ganze Reihe gefährlicher Stoffe im gleichen Betriebe mit- oder nacheinander auftreten können.

Hauptvorkommen von gewerblichen Giften in der Industrie. (mit Berücksichtigung der Kriegserfahrung).

Industrie	Prozeß und Verarbeitung	Giftige Verarbeitungs- und Hauptendprodukte	Giftige Zwischenprodukte und Verunreinigungen	Spezielles
Schwefelsäure-industrie	Rösten von Schwefelkies	Schweflige Säure oder Schwefelwasserstoff	Als Verunreinigungen As, Pb	Besonders gefährlich ist das Reinigen der Bleikammern bei ungenügender Durchlüftung. Nitrose Gase, As-Verbindungen, Schweflige Säure; dazu chron. Pb-Vergiftungen
	Bleikammerprozeß	Blei, Schwefelsäure	Entstehung von AsH_3, arsenige Säure, Entwicklung von nitrosen Gasen in Bleikammer und Türmen	Säuredämpfe spez. aus Undichtigkeiten
Salpetersäure-industrie	Destillation in gußeisernen Zylindern von Chilisalpeter und Schwefelsäure	Rauchende Salpetersäure mit salpetriger Säure	Nitrose Gase	Bei Entzündungen und Explosionen entstehen viel nitrose Gase. Verwendung in Pyrotechnik und Sprengtechnik Verwendung in Zeugdruckereien, Zündholzfabrikation, Chromgelbdarstellung
	Herstellung von salpetersaurem Baryt durch Auflösen von Schwefelbarium i. Salpetersäure	Salpetrige Säure, Untersalpetersäure	Nitrose Gase	
	Herstellung von Bleisalpeter durch Auflösen von Pb-Oxyd in Salpetersäure	Salpetrige Säure, Untersalpetersäure, Blei	Nitrose Gase	
	Herstellung von salpetersaurem Quecksilberoxydul	Salpetrige Säure, Untersalpetersäure, Quecksilber	Nitrose Gase	Beizen von Haaren, Hutmacherei (Sekretage), Metallamalgierung, Bronzemalerei Argyrie
	Herstellung von Silbernitrat	Salpetrige Säure, Untersalpetersäure, Silber	Nitrose Gase	
	Natriumnitritfabrikation durch Schmelzen von Chilisalpeter mit metallischem Blei	Salpetrige Säure, Untersalpetersäure, Blei	Nitrose Gase	Verwendung in Photographie, Glasperlenversilberung
Sodaindustrie	Leblanc-Prozeß	Salzsäure, Salpetersäure	Durch As-Verunreinigung AsH_3, arsenige Säure, beim Schmelzprozeß entsteht viel CO u. CO_2 durch Verwitterung der Sodarückstände H_2S	Besondere Gefahren bietet die CO-Entwicklung, Einwirkung der Säuredämpfe speziell auf Atmungsorgane und Zähne
	Ammoniakprozeß nach Solvey: Sättigung einer $NH_3 \cdot NaCl$-Lösung mit CO_2 im Karbonisationsapparat u. Kalzinierung	NH_3, CO_2		Vergiftungsgefahren gering (Beachtung von Nebenprodukten)
Chlorindustrie: Chlorfabrikation	Chlorfabrikation nach Weldon-Prozeß	HCl, Mangan, Chlor		Chlorgefahr ziemlich groß
	Deacon-Verfahren	HCl, Cl		Chlorakne: wahrscheinlich kombinierte Chlor- und Teerwirkung (chlorierte Phenole)
	Elektrolytisches Verfahren	Chloralkalien, Chlor, Hg	Da die Salzsäure gew. direkt aus dem Sulfatofen verwendet wird, Verunreinigung mit As, H_2SO_4, ev. HNO_3	

Hauptvorkommen von gewerblichen Giften in der Industrie (mit Berücksichtigung der Kriegserfahrung) Fortsetzung.

Industrie	Prozeß und Verarbeitung	Giftige Verarbeitungs- und Hauptendprodukte	Giftige Zwischenprodukte und Verunreinigungen	Spezielles
Chlorkalk-darstellung	Chlorkalkherstellung in Chlorkalkkammern aus Kalk und Chlor	Blei (Kammern), Chlor		Chlor-Vergiftungen bes. beim Umschaufeln des Kalkes, zu frühes Betreten der Kammer
Phosphorchlorid	Oxydation von Phosphor und HCl, Verwendung von CS_2 als Lösungsmittel	HCl, Cl, CS_2	CO, PCl_3, PCl_5, AsH_3	
Schwefelchloride	Erhitzen von Cl und S	Cl, HCl	H_2SO_3, Schwefelchlorür	Zersetzung bei Wasserzusatz unter Bildung von HCl-Dämpfen
Phosgen	Cl und CO in Gegenwart von Knochenkohle erhitzt	Cl, CO, Phosgen		Besonders Verwendung in der Farbstoffindustrie. Die Bleipfropfen der Bombenventile werden leicht arrodiert. Die Wirkung setzt sich zusammen: aus der Wirkung des Gesamtmoleküls und der Zersetzungsprodukte
Chlorzink	Erhitzen von Zinkoxyd und HCl	Cl, HCl	AsH_3	Verwendung als Beizen
Chlormethyl	Aus Methylalkohol, Kochsalz und Schwefelsäure	Methylalkohol, Säuredämpfe, Chlormethyl	AsH_3, nitrose Gase. Verunreinigungen des Methylalkohols	
Chloroform	Destillation von Alkohol, Azeton und Chlorkalk	Cl, Azeton, Alkohole	Die wichtigsten sind: Amylalkohol, Äthylchlorid, Äthylenchlorid, Aldehyd, Allylchlorid, Tetrachlormethan, Phosgen, gechlorte Derivate der Propyl-Butyl-Amylsäure	Zersetzung an der Luft in freie HCl, Phosgen, Äthylenchlorid und andere gechlorte Verbindungen. Bei Gasbeleuchtung entstehen CO_2, CO und HCl, Spuren freier Cl, jedoch kein Phosgen; diese Verbrennungsprodukte können zu schweren Reizungen der Schleimhäute führen
Tetrachlorkohlenstoff	Einwirkung von Cl in CS_2 mit Antimon- oder Aluminiumchlorid	Cl, CS_2, Methylchlorid, ev. Sb		
Chlorstickstoff	Aus Chlor und Salmiak	Cl, NH_3		Sehr explosiv
Chlorzyan	Aus Chlor und HgCN	Cl, Hg, Chlorzyan	HCN	
Dimethylsulfat	Schwefelsäure und Methylalkohol	Alkohol, H_2SO_4, Dimethylsulfat	AsH_3 (ev. nitrose Gase)	Wirkt a) als Gesamtmolekül b) durch Spaltung mit Wasser entsteht H_2SO_4-Wirkung

Hauptvorkommen von gewerblichen Giften in der Industrie (mit Berücksichtigung der Kriegserfahrung) Fortsetzung.

Industrie	Prozeß und Verarbeitung	Giftige Verarbeitungs- und Hauptendprodukte	Giftige Zwischenprodukte und Verunreinigungen	Spezielles
Sprengstoffe: Knallquecksilber	Lösung von Hg in HNO₃, Zusatz von Alkohol	Hg, nitrose Gase, Knallquecksilber	Essigäther, Essigsäure, Zyan-Verbindungen	Zur Zündhütchenfabrikation. Beim Füllen in die Zündhütchen ist besonders die Gefahr der chron. Hg-Vergiftung durch Entstehen von Hg-Dämpfen beim Pressen und Füllen infolge kleiner Explosionen nebst Entwicklung nitroser Gase.
Nitroglyzerin	Einwirkung eines Salpetersäure-Schwefelsäuregemisches auf Glyzerin in Bleibottichen	Schwefelsäuredämpfe, nitrose Gase (durch die Mischsäure, besonders aber auch durch die Denitrierung der Abfallsäuren), Nitroglyzerin, Blei	ev. AsH₃	Dynamitherstellung durch Mischen mit Infusorienerde. Durch Mengen und Sieben des Dynamites entstehen schlecht heilende Geschwüre unter den Nägeln und Fingerspitzen mit Rhagadenbildung
Schießbaumwolle	Einwirkung eines Schwefelsäure-Salpetersäuregemisches auf Zellulose	Säuredämpfe, nitrose Gase, Zyanverbindungen	ev. AsH₃	Nach Koelsch sind die nitrierten Benzole starke Gifte, vor allem Blutgifte (Methämoglobinbildung, Schädigung der roten Blutzellen, Störung der inneren Atmung). Vielleicht auch primäre Schädigung des zentralen Nervensystems
Rauchloses Pulver	Gelatinisierung von Schießbaumwolle mit Alkoholäther oder Azeton	Lösungsmittel wie Azeton, Alkohole, Äther, CS₂ usw.		Im Gegensatz dazu sind die nitrierten Toluole relativ harmlos und führen erst bei bes. Disposition, sehr lang dauernder Beschäftigung zu Vergiftungserscheinungen, die einen abgeschwächte Nitrobenzolwirkung darstellen. Ernstere Schädigungen sind auf Verunreinigungen zurückzuführen. Koelsch.
Weitere Zusätze	Nitrierte Körper	Nitrobenzole, Nitrotoluole, Dinitrobenzol, Nitro- und Dinitrobenzole, Phenole, Pikrinsäure usw.	Benzol, nitrierte Benzole, unnitrierbare Kohlenwasserstoffe, Tetranitromethan	
Schrot- und Kugelfabrikation	Zum Härten wird As und Sb verwendet	Pb, As, Sb	Die Menge des hier zugefügten As beträgt: 0,2—0,8%, Sb 8 bis 14%	
Jod- und Bromindustrie:	Darstellung von J. und Br.-Salzen aus den Mutterlaugen unter Einwirkung von Cl und Oxydationsmitteln	Cl, J, Br (Holzgeist Extraktionsmittel)	Reizende Chlorverbindungen in geringen Mengen (Lichtwirkung)	

Hauptvorkommen von gewerblichen Giften in der Industrie (mit Berücksichtigung der Kriegserfahrung) Fortsetzung.

Industrie	Prozeß und Verarbeitung	Giftige Verarbeitungs- und Hauptendprodukte	Giftige Zwischenprodukte und Verunreinigungen	Spezielles
Phosphor-industrie:	Herstellung des P aus Phosphoriten durch Aufschließung mit H_3SO_4 oder elektrolytisch	Säuredämpfe, P. Beim Destillieren des P entsteht PH_3, Phosphordämpfe, CO	ev. AsH_3 Bei Zersetzung von weißgebrannten Knochen mit H_2SO_4 entsteht: H_2S, CO_2, HCN, HCl, HFl	
Schwedische Zündhölzer				Neben der Belästigung durch Nebengase, Verätzungen usw. ist besonders auch die Staubentwicklung gefährlich; der Staub übt wegen seines starken Gehaltes an Ätzkalk (in der Thomasschlacke bis 50%) eine bedeutende Ätzwirkung aus
Kunstdünger	Schwefelphosphordarstellung d. Zusammenschmelzen von rotem P und S	CS_2 bei Extraktion des P	H_2S	
	Aufschließen von Trikalziumphosphat durch H_2SO_4 (gew. Kammersäure)	Säuredämpfe, H_2SO_4, CO_2, Salzsäuredämpfe	Flußsäure (da fast alle Phosphate Fluorkalzium enthalten), nitrose Gase, ev. AsH_3	
Kautschuk-industrie: Vulkanisieren	Auf heißem Wege bei ca. 140° als S-Verbindungen kommen in Betracht: Chlorschwefel, Schwefelbarium, Schwefelantimon	Chlorschwefel, Sb	Durch Zersetzung von Chlorschwefel in Wasser: schweflige Säure. Salzsäure H_2S; (aus Schwefelantimon)	Fast alle Gummiwaren haben Zusätze, oft bis zu 50% von Surrogaten, die meistens aus Verbindungen mit Pflanzenölen und Schwefel, resp. Chlorschwefel bestehen; manchmal aber auch bleihaltige (ferner Hg- haltige) Zusätze. Die hygienische Kontrolle darf unter keinen Umständen Halt machen vor den vielfach nach geheim gehaltenen Rezepten betriebenen Arbeitsmethoden, die insbesondere auch für die Verwendung von Farbstoffen und sonstigen Zusätzen in Betracht kommen
	Auf kaltem Wege: Eintauchen des Gummi in eine Mischung aus Schwefelchlorür und CS_2 (resp. seiner Ersatzprodukte)	CS_2, als Ersatzmittel Benzin, Petroleumbenzin, Terpentinöl, Tetrachlorkohlenstoff, Dichlormethan, Äther, Azeton, Benzol und Benzolderivate, Anilin		
Färben	Hauptsächlich wird verwendet: Goldschwefel, Zinnober, Zinkweiß, Frankfurterschwarz, Bleiweiß und andere bleihaltige Farben (namentlich zur Herstellung für Gummihandschuhe); ev. As-haltige Farben	Hg, Pb, ev. As	H_2S spez. durch Zerlegen des Goldschwefels mit Säuren	
Kunstseide-industrie: 1. Nitrozelluloseseide	Nitrierung der Zellulose, Einwirkung eines Schwefelsäure-Salpetersäuregemisches auf Zellulose, Auflösung in Essigsäure, Kampfer, Toluol usw. Spinn- und Trocknungsräume Denitrierung	Säuredämpfe, nitrose Gase, Zyanverbindungen Essigsäure, Kampfer, Toluol	ev. AsH_3	Analog den Verfahren in der Sprengstoffindustrie Große Feuergefährlichkeit
2. Kupferoxydammoniak-Verfahren	Fällung von Kupferoxyd und Auflösung in starker Ammoniaklösung	Dämpfe von Alkoholen, Äthern, ungesättigte Kohlenwasserstoffe Schwefelammonium starke Alkalien und Säuren, Säuredämpfe, NH_3	H_2S, NH_3	Ist den Alkali- und Ammoniakindustrien an die Seite zu setzen Feuergefährlichkeit geringer

Hauptvorkommen von gewerblichen Giften in der Industrie (mit Berücksichtigung der Kriegserfahrung) Fortsetzung.

Industrie	Prozeß und Verarbeitung	Giftige Verarbeitungs- und Hauptendprodukte	Giftige Zwischenprodukte und Verunreinigungen	Spezielles
Kunstseide-Industrie: 3. Viskoseindustrie (Nitrozellulose)	Sie arbeitet mit starken Alkalien, vor allem aber mit sehr großen Mengen CS_2	starke Alkalien, NH_3, CS_2		Gleicht der Kautschukindustrie
4. Azetylzellulose	Herstellung der Azetylzellulose durch Zusätze von Äthylen-Chlorid oder Äthanchlorid zu einer Lösung von Nitrozellulose, Verwendung großer Mengen Essigsäureanhydrit	Nitrozellulosedarstellung: Säuredämpfe, nitrose Gase, Zyanverbindungen; Lösungsmittel: Azeton, Amylazetat, gechlorte Kohlenwasserstoffe, Benzol und Homologe, Äthylenchlorid, Äthanchlorid, Essigsäureanhydrit (andere Verfahren sind aufgegeben)		Sehr feuergefährlich
	Spinn-Verfahren: Auflösung in Äther-Alkohol, Azeton usw. und Trocknung	Äther-Alkoholdämpfe, Azeton usw.		
Zelluloid-industrie:	Vor allem giftig sind die Lösungsmittel	Azeton, Azetchlorhydrin, Äther, Benzin, Benzol, Amylazetat, Essigsäureanhydrit, Nitrobenzol, Dinitrobenzol, Nitrochlorbenzol, Epichlorhydrin, Methylalkohol, Schwefelkohlenstoff, Tetrachlorkohlenstoff, Hexachloräthylen, viele organische Chlorprodukte Gemische: Benzin + Amylazetat Benzin + Methylalkohol Benzin + Alkohol Xylol + Alkohol Äther + Alkohol + Essigsäure	Durch Entzündung und Verpuffung besonders bei ungenügendem Luftzutritt entstehen Dämpfe von CO, CO_2, nitrose Gase, HCN, Aerolein und Kampfer	Die Zelluloidtechnik ist ungeheuer kompliziert. Die Gefahren sind bedingt einmal durch die Lösungsmittel; dann hat aber das Zelluloid selber eine ganze Menge Eigenschaften, die es besonders bei größerer Anhäufung sehr gefährlich machen: 1. leichte Zersetzbarkeit; 2. die Entflammbarkeit, so daß es leicht als Zündmittel für die Umgebung wirkt; 3. die Entstehung von giftigen Gasen a) beim Zersetzen und Verpuffen; b) bei der sekundären Explosion der Gemische der Verpuffungsgase mit Luft (Grenzen für Explosibilität 8—40% Gehalt)
Zelluloid-fabrikation	Aus Kampfer, Alkohol und Pyroxalin, Pyroxalin wird aus Pflanzenfasern durch Behandlung mit H_2SO_4 und HNO_3 hergestellt	Alkohol, Kampfer, Säuredämpfe, Nitrose Gase		

Hauptvorkommen von gewerblichen Giften in der Industrie (mit Berücksichtigung der Kriegserfahrung) Fortsetzung.

Industrie	Prozeß und Verarbeitung	Giftige Verarbeitungs- und Hauptendprodukte	Giftige Zwischenprodukte und Verunreinigungen	Spezielles
Gasindustrie: Kokereien	Trockene Destillation, Reinigungsverfahren	Leuchtgas, CO, CO$_2$, NH$_3$, CH$_4$, Teere, Ammoniakgaswasser H$_2$S, CS$_2$, HCN, Rhodanverbindungen (ev. P, As usw.)		Nach Jehle und Layet ist der Gesundheitszustand der Gasarbeiter keineswegs so günstiger. Besonders in Kondensations- und Reinigungsräumen ist immer eine sehr sehr gasreiche Athmosphäre. Vergiftungsgefahren namentlich groß bei Undichtigkeiten und Betriebsstörungen (Röhrenbruch usw.)
Verarbeitung der Gasreinigungsmasse	Extraktion der Ammoniumsalze durch Auslaugen mit Wasser	Zyan, NH$_3$, Zyan-Verbindungen, Rhodan-Verbindungen		
	Extraktion des Schwefels mit CS$_2$. Ferrozyankaliumherstellung	CS$_2$, Trichloräthylen		
Ammoniakherstellung	Zersetzung der nicht flüchtigen Ammonium-Verbindung mit Ätzkali, Destillation	NH$_3$, H$_2$SO$_4$, HPO$_3$, Durch Eintreten der NH$_3$-Dämpfe in die Säuren entstehen übelriechende Gase: H$_2$S, Zyan Bleivergiftung bei Bleiapparatur	Pyridin, Pyrrol Phenole, Teere,	
Kalziumkarbidherstellung	Durch Schmelzprozeß oder elektrochemisch durch Wasserzusatz Azetylenbildung	C$_2$H$_2$, CO$_2$, CO	NH$_3$, H$_2$S, besonders PH$_3$ (bis 0,2%)	
Teerindustrie	Trockene Destillation der Steinkohle Fraktionierte Destillation	Teerdämpfe bestehend aus: 1. Kohlenwasserstoffen der Methanreihe, Paraffine, Olefine; Kohlenwasserstoffen der aromatischen Reihe: Benzol und Homologe, Naphthalin, Anthrazen, Phenanthren usw.; 2. Phenolen (Kresolen, Naphtholen); 3. Sulfide (H$_2$S, CS$_2$, Merkaptan, Thiophen); 4. N-Verbindungen (NH$_3$, Methylaminen, Anilin, Pyridin usw.)	Giftige Endprodukte: Pyridin, Benzol, Toluol, Xylol, Mesitylen, Naphthalin, Phenole, Salizylsäure, Pikrinsäure, Kresole, Naphthole, Anthrazene	Starke Teerdampfentwicklung bes. in Schwelereien, Holzimprägnierungsanstalten, Dachpappenfabriken, vor allem bei offenen Kesseln Schwere Hauterkrankungen (Teerkrätze)

Hauptvorkommen von gewerblichen Giften in der Industrie (mit Berücksichtigung der Kriegserfahrung) Fortsetzung.

Industrie	Prozeß und Verarbeitung	Giftige Verarbeitungs- und Hauptendprodukte	Giftige Zwischenprodukte und Verunreinigungen	Spezielles
Farbenindustrie:	1. Nitrierung mit HNO_3 und H_2SO_4; 2. Reduktion zu Aminen; 3. Sulfurierung mit konz. H_2SO_4; 5. Umwandlung der Sulfosäuren in Phenole durch Schmelzen mit Ätznatron; 5. Chlorieren, Bromieren, Phosgenkoppelungen; 6. Methylieren	a) Giftige Ausgangsmaterialien: Methylalkohol, Äthylalkohol, Phosgen, Formaldehyde, Kohlenwasserstoffe der aromatischen Reihe (Benzol, Toluol, Xylol, Naphthalin, Anthrazen, Phenole, Kresole), Oxalsäure, Teere, Acetaldehyd Anilin, Toluidin, Nitrobenzol, Nitrotoluol, Pikrinsäure, Phenylglykokoll, Nitrosodimethylanilin, Mono-Dinitrobenzol b) Giftige Reaktionsmittel: Cl, HNO_3, H_2SO_4, H_2S, NH_3, Methylbromid, Methyljodid, As, Sb, Pb, Chrom, Dimethylsulfat, Azide von Stickstoff c) Giftige Endprodukte: Nitroprodukte (Nitrobenzol-Toluol; Pikrinsäure) Aromatische Basen (Anilin, Toluidin, Xylidin, Dimethylanilin) Sulfosäuren Phenole und Kresole Paraphenylendiamin (besonders Ursolfärbereien) Verdächtige Farbstoffe (allerdings gewöhnlich erst in großen Mengen gefährlich): Safrangelb, Anilinorange, Pikrinsäure, Dinitronaphthol, Nitrosofarbstoffe, Aurantia - Hexanitrodiphenylamin, Kaisergelb, Äthyl-Methylviolett, Meldolafarbstoffe, Corvulin, Echtblau, Echtschwarz, Chrysoidin, Bismarckbraun	Zwischenprodukte: Nitro- und Aminoverbindungen mannigfacher Art (Nitrobenzol) Acridin, Zyan, Diimin, Nebenprodukte und Verunreinigungen: NH_3, H_2S (aus Schwefelfarben), nitrose Gase, Säuredämpfe Zyanverbindungen, AsH_3, SbH_3	Am häufigsten kommen Vergiftungen vor mit Anilin, dann Benzol und Homologen, Nitrobenzol usw., nitrose Gase, As. Die Betriebe sind im allgemeinen hygienisch gut eingerichtet. Vergiftungen kommen aber immer wieder vor durch Unvorsichtigkeit, Betriebsstörungen. Eine besondere Gefahr bietet vor allem auch das As, das teils als Säureverunreinigung als AsH_3 zur Wirkung kommt, teils direkt zu (Glanz)-Farben verwendet wird. (Jede Fabrik beutet besondere Patente und besondere Verfahren aus.)
Metallindustrie: Blei	Rostprozesse, Reduktion der Oxyde durch Kohle, Pattisonscher Kristallisationsprozeß, Bleiraffination	Pb- Gefahr	SO_2, As, Sb, Hüttenrauch	

Hauptvorkommen von gewerblichen Giften in der Industrie (mit Berücksichtigung der Kriegserfahrung) Fortsetzung.

Industrie	Prozeß und Verarbeitung	Giftige Verarbeitungs- und Hauptendprodukte	Giftige Zwischenprodukte und Verunreinigungen	Spezielles
Metallindustrie: Blei	Bleiweißfabrikation durch Einwirken von essigsauren Dämpfen und CO_2 (Verbrennen von Koks) auf Bleiplatten in abgedichteten Kammern	CO_2, Essigsäure, Pb		Besonders gefährlich das Arbeiten in den Oxydierkammern. Hüttenrauch: Produkte unvollständiger Verbrennung, enthält CO, SO_2, Staub giftiger Metalle (Pb, Zn, Hg, As, Sb). Hüttenkrankheit bleiches Aussehen. Herabminderung der Widerstandskraft, ev. spezifische Giftwirkungen
Quecksilber	Abrösten in Schachtöfen von Zinnober, Kondensation und Destillation	Hg	SO_2, Hüttenrauch	
Arsen und Sb Eisen	Rösten der As-haltigen Kiese	As, Sb	Hüttenrauch, AsH_3, SbH_3 Hauptgefahr bieten die Gichtgase, die aus AsH_3, SbH_3, CO, SO_2, HCN bestehen	Hüttenrauch immer stark As-haltig. Aufnahme kleine Mengen von As oder arseniger Säure. Gleiche Gefahren sind auch bei der Kobalt-, Nickel-, Blei-, Kupfer-, Eisen-, Silber-, Zinkverhüttung
Ferrosilizium Kalkbrennen	In Schachtöfen, die mit einem Gemisch von Kalksteinen und Koks gefüllt sind	Dazu kommen Mineralsäuren H_2S, z. B. zum Ausfüllen	PH_3, AsH_3, H_2S (bei Feuchtigkeit) spez. unter 70% Gehalt CO_2, CO, H_2S, SO_2, ev. AsH_3	Ferrosilizium ist so gut wie immer P-, As- und S-haltig, wodurch mit der Entstehung der betr. sehr giftigen Wasserstoff-Verbindungen zu rechnen ist. (Vergiftungsfälle auf Meerschiffen, wo infolge Eindringens von Wasser solche Gase entstanden)
Färbereien:	Beizen der Faserstoffe und hernach Färben entweder im Einzell- oder Zweizell-Verfahren, sehr oft in Bleibottichen	Beizmittel: Chromverbindungen, spez. Kaliumdichromat, Essigsäure, Schwefelsäure, Chlorzink, Kaliumchlorat. Lösungsmittel: Methyl-, Äthyl-, Amylalkohol, Terpentin, Benzin, Benzolazeton. Färben: Alizarinfarben (wenig gefährlich), Bleifarben, Arsenfarben, giftige Anilinfarben, Bleisalpeter, Chromblei. Bleichungsmittel: Cl, H_2SO_3, Chlorkalk, Phenol, Fluor	Säuredämpfe, besonders HCl, Cl, aNH_3, Essigsäure. Zyan, Rhodan-Verbindungen	Schuler berichtet über Entzündungen der Hornhaut durch Anilinschwarz
Gerberei:	Enthaaren und Konservieren der Felle	Schwefelnatrium, Gaskalk, Arsenkalien, Formaldehyd, Oxalsäure, Zyan	CO_2, Zyan-Verbindungen H_2S, S-Verbindungen	Große Gefahr der Abwasserverunreinigung

— 13 —

Hauptvorkommen von gewerblichen Giften in der Industrie (mit Berücksichtigung der Kriegserfahrung) Fortsetzung.

Industrie	Prozeß und Verarbeitung	Giftige Verarbeitungs- und Hauptendprodukte	Giftige Zwischenprodukte und Verunreinigungen	Spezielles
Gerberei:	Arsen bei Delainage, CN zur Enthaarung, Äscherungsprozeß	Kalkmilch, Schwefelarsen		
	Beizen mit Lohe oder Ersatzstoffen (Quebracho, Tonerdebeizen, Beizbrühe aus Weizen, Kleie und Wasser usw.), Chromgerbung	Chrom	Fäulnisstoffe wie H_2S, CH_4, CO_2, S-Verbindungen, Zyan	
			Schwefeldioxyd	
	Färben mit Anilinfarben, Bleifarben usw.	Anilin, Anilinfarben, Ferrozyankalium, Pb, As H_2SO_4, ev. Hg-Farben, Farbenlösungsmittel		
	Speziell für helle Farben wird verwendet: Bleiazetat und Schwefelsäurelösung			
Kürschnerei	Sekretage	Hg, Salpetersäure, nitrose Gase, As		
	Färben von Pelzwaren	Bleiweiß, Schwefelblei, Phenylendiamin (Ursolfärberei)		Besonders gefährlich in Heimindustrien.
Akkumulatoren-Fabriken	Schmelzen und Gießen der Bleiplatten, Formieren	Bleiglätte Mennige, H_2SO_4, Quecksilber	Säuredämpfe. ev. AsH_3	Es sind eine Reihe schwer definierbarer Krankheitsbilder bekannt, die sich. aus der Wirkung der reizenden Azetondämpfe, welche nach Lewin Atemnot und Bronchitis und nach Coßmann an Coma diabeticum erinnernde Zustände hervorrufen, mit einer gleichzeitigen Bleivergiftung zusammensetzen; ferner Kombinationen von Blei- und Säurewirkung
	Zaponierarbeiten (Zelluloidlösungen)	Namentlich Azeton und Amylazetat (aber auch andere Lösungsmittel)		
Glühlampen-fabriken	Gebrauch von Luftpumpen, Veräscherung von Glühkörpern, PCl_5-Trocknung	Quecksilber, Dämpfe von salpetersaurem Kollodium und Äther, Amylazetat. Schmelzgase, Mischungen: Azetylen, Leuchtgas, Sauggas usw.	Nitrose Gase	
Galvanotechnik:	Galvanische Niederschlagung von Au, Ag, Cu, Ni, Zn usw.	Blausäure, Dizyan, Ferrozyankalium, ev. Hg (von den Elektroden)	Pb, As aus verunreinigten Metallen, ferner Sb	Die Arbeiter können sowohl durch die Flüssigkeit des Bades wie durch die aufsteigenden Dämpfe gefährdet werden, wenn auch akute Vergiftungen durch Blausäure selten sind; häufiger sind chronische Einwirkungen (bes. bei mangelhaften Vorsichtsmaßregeln). Häufig sind Erkrankungen infolge Berührung der Flüssigkeiten in Form von subakuten chronisch verlaufenden Ekzemen
	Brauereien	arsenige Säure, HCl, Sb		
Verzinnen usw. von Hand	Reinigen und Beizen der Metallstücke	H_2SO_4, HCl, Metalle wie Pb, As usw., Salmiak	AsH_3, NH_3	
	Verzinnen	Säuredämpfe, Metalldämpfe	AsH_3, NH_3	
	Gelbbrennen	Nitrose Gase, Chloroxyde		Ein in jeder kleinen Metallfabrik verbreitetes Verfahren

Hauptvorkommen von gewerblichen Giften in der Industrie (mit Berücksichtigung der Kriegserfahrung) Fortsetzung.

Industrie	Prozeß und Verarbeitung	Giftige Verarbeitungs- und Hauptendprodukte	Giftige Zwischenprodukte und Verunreinigungen	Spezielles
Löten	Hartlot aus Messing und Zink Weichlot: die zu lötenden Stellen werden mit Lötwasser, einer gesättigten Lösung von Zinn und Blei in Salzsäure bestrichen (Gase: Azetylen, Leuchtgas, Sauerstoffgemisch)	Zinkdämpfe, Zinkoxyd Pb, HCl	Dazu kommen die Gase und Dämpfe von den AsH_3-Verbrennungsmaterial also meistens CO (oft unrein, vgl. Kasuistik)	Eine direkte Morbidität infolge von beruflichen Vergiftungen ist außer Bleivergiftungen zwar nicht gerade groß. Roth macht aber darauf aufmerksam, daß die Schwindsucht unter den Klempnern eine große Rolle spielt, wobei sicher eine wichtige Ursache die vom Löten herrührenden Gase und Dämpfe sind, wodurch Reizzustände der Atmungsorgane hervorgerufen werden (u. infolge chronischer Einwirkung die Widerstandsfähigkeit des Organismus überhaupt herabgesetzt wird). Beachtenswert sind vor allem die vielen Nebenbetriebe mit besonderen Gefahren
Leimfabriken	Fettextraktion Aufbewahrung von Leimkesselrückständen Aufschließen mit H_2SO_4 Zusätze	Benzin, Benzol, Azeton, CS_2, Schwefelchlorür, SO_2, Terpentin, Tetrachlorkohlenstoff usw. Säuredämpfe Pb-Farben, Katalysatoren	Akrolein, H_2S NH_3, N-haltige Gärungsprodukte Merkaptane AsH_3 Dazu Verbrennungsgase wie CO	
Kitte	Ölkitt aus Bleiglätte, Mennige mit Leinölfirnis langsam erhärtet Harzkitte: Harz mit Wachs, Terpentin usw., Lösung von Kautschuk und Schellack in Steinkohlenteeröl usw.	Pb, Hg, CS_2, Terpentine, Benzin, Benzol, Teerprodukte		In Kittfabriken sind kombinierte Vergiftungen von Pb, Hg und CS_2 bekannt. Gemische von CS_2-haltigen Stoffen kommen heute in Putz-, Schmier-, Entfettungsmitteln häufig in den Handel, besonders oft in Verbindung mit Blei, seltener Hg-Verbindungen in Kitten, dann auch andern plastischen Massen, besonders zu Isolationszwecken
Porzellanindustrie	Ultramarinherstellung durch Brennen eines Gemisches von Ton, Sulfat und Kohle Färben und Malen	Pb, As, Silbernitrat, Salpetersäure, Quecksilberoxydul, Chromverbindungen, Säuren (HCl, HFl), H_2SO_4)	H_2SO_4, SO_2, CO, CO_2	
Emailliergewerbe	Als Materialien kommen zur Verwendung: Feldspat, Flußspat, Toberde, Salpeter, Soda, Borax, Bleioxyd, Zinnoxyd Färben	Pb, Zinnoxyd, SO_2, Antimon	Nitrose Gase, Säuredämpfe, CO_2, CO	Glasuren wechseln stark in der Zusammensetzung. Trockene Bearbeitung. Staub usw. Ofenabgase usw.
Photographie		Chrom, Mangan, Pb, As Br, Cl, J, Chrom, Hg, Silbernitrat, Cyan, Ferrozyankalium, Anilin, Nitrobenzol, Reaktionsmittel (Blutgifte)		

Wir haben hauptsächlich zwei Kategorien über das Zustandekommen von kombinierten Vergiftungen zu betrachten:
1. Solche, die dadurch entstehen, daß eine Reihe giftiger Stoffe als Roh- oder Endprodukte in Betracht kommen.
2. Vergiftungen, die durch unbeabsichtigte und ungewollte Stoffe entstehen, (Verunreinigungen, Zwischenprodukte, Betriebsstörungen. Packmaterial usw.)

Was die erste Kategorie anlangt, so finden wir solche Fälle weniger in Großbetrieben, als in kleinen Fabriken und vor allem Heimindustrien. Die Kenntnis der Gefahr ist die Grundlage zu ihrer Bekämpfung; gegen giftige Stoffe, die zur Verwendung kommen, kann man sich, wenn man sie kennt, schützen. Das zeigen vor allem unsere Großindustrien der organischen und Farbfabriken. Es ist den umfassenden und hygienischen Maßnahmen zu verdanken, daß Vergiftungsfälle, vor allem auch kombinierter Art, hier mehr auf Unglücksfälle und Betriebsstörungen zurückzuführen sind; aber immerhin sind auch, selbst in großen Betrieben, kombinierte Vergiftungsfälle bekannt geworden. So traten kurz vor dem Kriege in russischen Kautschukfabriken eigentümliche „Hysterische Epidemien" auf, die sich als Vergiftungen erwiesen, wahrscheinlich auf Grund von Blei-, Schwefelkohlenstoff, Quecksilber und Anilin.

Einige merkwürdige, akute Vergiftungen konnten wir in der Kälteindustrie beobachten, dadurch entstanden, daß ganz verschiedene vergasungsfähige Stoffe verwendet werden. Als Gase kommen in Betracht: Kohlensäure, Ammoniak, Schwefeldioxyd, daneben auch Bromaethyl, Aethylen. Vergiftungen werden besonders beobachtet bei Montagen, beim Ausprobieren frischer Apparate, beim Reinigen. Die Erkrankungen waren fast ausnahmslos vorübergehender Art; wir beobachteten einen einzigen Fall von Bewußtlosigkeit bei einem uns nicht im Detail bekannten Gasgemisch. Wenn sich aber nun solche Vergiftungsfälle häufig wiederholen, wird man sich nicht verwundern, wenn mit der Zeit Nachwirkungen auftreten, wenn die Leute sich immer langsamer erholen und empfindlicher werden, auch anderen Giften und Erkrankungen gegenüber.

Einen ähnlichen Fall beschreibt auch Leyhold (J. f. Gasbeleuchtung 59), wo ein Arbeiter an Anämie, Mattigkeit und Herzstörungen innerhalb 2 Monaten zugrunde ging, weil er einen neuen Apparat zur Gewinnung von Ammoniaksalzen ausprobierte; infolge Undichtigkeit des Deckels entwichen Dämpfe von CO_2, H_2S, HCN.

Vergiftungen solcher Art, die durch Giftstoffe, die als Selbstzweck produziert werden, entstehen, kommen auffälligerweise mehr vor in kleinen Betrieben. So sind Kombinationen von Blei und Arsen bekannt bei Lackierern, bei Malern, Blei, Antimon und Arsen in Hartschrotfabriken, in Kittfabriken. Gerade bei Kleinarbeitern trifft man noch relativ häufig auf solche Situationen. So kommen Spengler mit Blei in Berührung, daneben sind sie vom Lötwasser den Säuredämpfen ausgesetzt. Hesse (Konkordia 1909) berichtet über einen Vergiftungsfall in einer Waschanstalt; bei der Destillation eines Teerwaschölgemisches traten durch Fehler in den Abzugeinrichtungen Gase von H_2S, CS_2, Zyan und Benzol in den Arbeitsraum aus, die eine tödliche Erkrankung zur Folge hatten.

Es gibt eine große Zahl von Berufen, die sich mit geheimen Mitteln und Verfahren befassen, die zum Teil seit vielen Generationen als Familiengeheimnisse speziell in Landbezirken ausgeübt werden. Dazu gehören einzelne Berufe, wie Kürschner auf dem Lande, wo im Laufe der Zeit ganz verschiedene Stoffe zur Verwendung gelangen als Konservierungs- und Gerbemittel. Soweit es uns bekannt geworden ist, bildet das Arsen das Hauptgift, neben Chromverbindungen, Formalin; dazu kommen noch viele andere Stoffe, wie Kampher, Naphthalin usw., die zwar meistens keine hervorstechenden Symptome machen, aber doch als mitwirkende Komponenten nicht vernachlässigt werden dürfen. Blei- und Schwefelverbindungen werden zum Färben verwendet, die Quecksilbergefahr in der Sekretage ist bekannt. Aber nach alt herkömmlicher Sitte werden manchmal noch die merkwürdigsten Kombinationen dieser Stoffe verwendet, z. B. folgendes Rezept für die Sekretage (nach Teleky): 4 Teile Quecksilber + 1 Teil Sublimat + 32 Teile Scheidewasser + 2 Teile Arsenik + 120 Teile Wasser.

Da müssen ja kombinierte Vergiftungen entstehen.

Zu dieser Gruppe gehören auch die Parasitenspezialisten, die oft sehr große Mengen von Arsenik, gelbem Phosphor und Zyanverbindungen verwenden und auch die Bewohner der Lokalitäten, die sie von Parasiten befreien sollen, gefährden.

Einige sehr charakteristische Vergiftungsfälle haben wir bei Abwärten und Präparatoren von wissenschaftlichen Instituten beobachtet, die geradezu als Berufskrankheiten betrachtet werden können. Wie sich in medizinischen und bakteriologischen Instituten durch Infektion mit Tuberkelbazillen, Cholera, Rotz gewissermaßen Abwartskrankheiten entwickeln, ebenso setzen sich Abwärte bei der Reinigung, beim Verpacken, bei Spezialarbeiten oft verschiedenen Giften aus. Wir sahen in der Schweiz und in Frankreich zwei ganz analoge Fälle, in Instituten mit Präparierung und Konservierung anatomischer Präparate. In einem Falle handelte es sich, wie die Analyse der Situation ergab, um Schwefelkohlenstoff, Mennige, Sublimat- und Karbolsäure, Bestandteile einer plastischen Masse, die zur Injektion in die Blutgefäße verwendet wurde. In einem anderen Falle wurden stark arsenhaltige Farben zu Injektionszwecken gebraucht mit Schwefelkohlenstoff als Suspensionsmittel. In beiden Fällen machten nervöse Symptome zuerst auf CS_2-Vergiftung aufmerksam, aber auch Sublimat- und Arsenwirkungen ließen sich aus den Symptomen erkennen.

In einem anderen Falle, der im übrigen unklar blieb, erkrankte ein Präparator an starker Stomatitis mit Diarrhöen. Dieser Kustos hatte ein großes Herbarium zu besorgen, das er mit Sublimat betupfte, Objekt für Objekt. Daneben hatte er noch ein zweites Herbarium behandelt, das zum Teil mit Arsenik konserviert war. Die Arseniksymptome waren durch die Quecksilberwirkung stark überdeckt, doch spielte sehr wahrscheinlich das Arsen beim Zustandekommen der Vergiftung und dem schlimmen Ausgang auch eine Rolle.

Es ist charakteristisch, daß dank den allgemeinen hygienischen Maßnahmen heutzutage Vergiftungen im Gewerbe fast nur noch durch vergasende und leicht verstäubbare, die Haut penetrierende Stoffe vorkommen.

Wenn wir den Ursachen nach Vergiftungsmöglichkeiten nachgehen, so sind ganz allgemein zwei Untergruppen zu unterscheiden: einmal kommen Stoffe zum Verbrauch als Zusätze, Lösungs-Putzmittel, Essenzen, Fälschungen, Ersatzprodukte, die ihr Entstehen einer bestimmten nützlichen Eigenschaft zu verdanken haben unter Vernachlässigung der für den technischen Betrieb unwichtigen, aber oft gesundheitsgefährlichen Nebenwirkungen. Ein zweiter Umstand liegt darin, daß eine kolossale Massenproduktion die heutige Industrie zur sogenannten Rationalisierung des Betriebes zwingt, wodurch der kleinste Vorteil wichtig erscheint und auf Kosten der Betriebssicherheit nur allzu gerne ausgenützt wird. Dem parallel geht die Anwendung neuer Herstellungsverfahren, wodurch neue unbekannte Vergiftungsgelegenheiten geschaffen werden, dadurch, daß Stoffe zur Verwendung kommen, deren Wirkungen nicht bekannt sind oder dadurch, daß die Arbeit unvorsichtig ausgeführt wird. Spielen diese Verhältnisse für das Vorkommen von Vergiftungen überhaupt eine bedeutsame Rolle, so liefern sie die Hauptfaktoren dafür, daß kombinierte Vergiftungen an Zahl in letzter Zeit gewaltig zunehmen. Die Hauptgründe dafür liegen einmal in verunreinigten Stoffen, im starken Wechsel der Arbeit, im Wechsel der Herstellungsmethoden und -verfahren. Die Gefährdung ist sehr abhängig von der Ausgestaltung und Organisation der Betriebe. Forciertes Arbeitstempo, Verwendung und Schaffung von Surrogaten und Ersatzprodukten bedingen ein vermehrtes Risiko für einzelne Arbeiten. Die Kompliziertheit der Vorgänge und der Stoffe, die Geheimhaltung der Gefahren hat eine immer mehr lückenhafte Kenntnis vonseiten der Gefährdeten zur Folge. Die jetzige Fabrik-Großorganisation bringt es mit sich, daß die Verantwortung für alle Konsequenzen von der Betriebsleitung gar nicht mehr vorausgesehen werden kann und bedingt, daß die Verantwortung systematisch nach unten verteilt und abgeladen wird. Produktionsvermehrung im Hauptbetriebe z. B. kann bei Nebenarbeiten (Reinigungsarbeiten, Packarbeiten usw.)

die Gefährdung zur kritischen Grenze bringen. Neue abgekürzte Verfahren, neue Mittel und Surrogate haben nicht vorauszusehende Konsequenzen bei der Verarbeitung in anderen Betriebsabteilungen. Viele Gefährdungssituationen werden kaum beachtet, weil deren Entstehung vielleicht wenig in die Augen fällt, bis einige Unglücksfälle das Augenmerk auf sie lenken.

Als Hauptgründe für das Zustandekommen kombinierter Vergiftungen und vor allem für ihr vermehrtes Auftreten, sind nach unseren Erfahrungen hauptsächlich folgende zu nennen, die wir näher ausführen wollen:

1. Wechsel der Arbeit, Besorgung verschiedener Prozesse durch einen Arbeiter, starker Wechsel der Arbeiter, vollständige Unorientiertheit der Arbeiter über die Gefahren auf Grund vieler Umstände.
2. Unreine Produkte infolge schlechter Reinigung speziell in der Kriegszeit durch Entstehung von Neben- und Zwischenprodukten, schlechtes Material, Ersatzprodukte und Fälschungen.
3. Wechsel der Verfahren in kurzer Zeit, unstabile Betriebe in alten Räumen usw., bei mangelnden Schutzeinrichtungen.

Wir werden alle diese Sonderarten von Ursachetypen für kombinierte Vergiftungen mit Beispielen der eigenen Erfahrung belegen (Kasuistik).

Starker Wechsel der Arbeit.

Dadurch, daß die Arbeit nicht einheitlich ist, sondern daß die Leute alle möglichen Verrichtungen neben und nacheinander zu besorgen haben, wird das Zustandekommen von kombinierten Vergiftungen stark begünstigt. Davon betroffen werden einmal Leute, die zu irgendwelchen Handlangerdiensten verwendet werden, Heizer, Putzer usw. Sie müssen Kessel reinigen, die zu irgendwelchen Prozessen verwendet werden, daneben Abfälle sammeln, sortieren, verpacken. So sahen wir einen Fall, wo ein solcher Arbeiter während langer Zeit einen Gasapparat zu besorgen hatte, in Verbindung mit einem Azetylenofen, wodurch er Gasen wie CO, Azetylen und seine Verunreinigungsprodukte PH_3, H_2S evtl. AsH_3 angesetzt war. Daneben mußte er Quecksilber, das auf dem Boden ausgeschüttet war (es handelt sich um eine Glühlampenfabrik) sammeln und mit Salpetersäure reinigen. Er erkrankte schließlich unter einem anfangs ganz unklaren Krankheitsbilde.

Wie selbst in ganz vortrefflich eingerichteten Betrieben solche gefährliche Situationen entstehen können, zeigt folgendes geradezu klassische Beispiel:

Ein Handlanger mußte Kupferstücke verzinnen durch Eintauchen in flüssiges Metall. Dieses bestand aus einer Mischung von Zink und Blei und wurde Tag und Nacht in zwei großen Schmelzkesseln flüssig erhalten. Die Kupferstücke mußte er jeweils zuvor beizen, in besonderen Trögen mit verdünnter Salzsäure und Zinnchlorid. Beim Eintauchen dieser gebeizten Metallstücke in die Legierung entstanden reizende weiße Dämpfe von Salzsäure, wobei auch Metallteile (Zinn und Blei) mitgerissen wurden.

Eine andere Art der Vorbehandlung der zu verzinnenden Gegenstände bestand im Auftragen einer Alkohol-Kolophoniummischung, die in einem offenen Gefäß von ca. 10 l bereit stand. Durch die Zersetzung der Kolophoniumschichten in der Hitze entstanden unangenehm riechende Substanzen, die besonders zum Husten reizten und die Schleimhäute angriffen.

Als Brennmaterial benutzte nun der Mann unter anderem alte Mennige-Fässer, die er im Raum selbst zerschlug unter starker Staubentwicklung. Ebenso kamen Teerfässer zur Verwendung, das flüssige Teer floß nicht selten aus dem Feuer, wobei sehr unangenehme Dämpfe entstanden. Unter ähnlichen Bedingungen wurden auch alte mit Zinnober bestrichene Modelle zerschlagen und verbrannt.

Im Nebenamt arbeitete der Mann dazu noch in der Gelbbrennerei, wo Metallstücke in eine Schwefelsäure-Salpetersäuremischung getaucht wurden unter Zusatz von Kochsalz und Kienruß. Dabei entwichen rote Dämpfe von Stickoxyden, wobei auch kleine Mengen des Säuregemisches und die sehr stark reizenden giftigen Chloroxyde, die dabei gewöhnlich entstehen, mit in die Luft gerissen wurden.

Ferner hatte der Mann Wasserstoff aus Metallen durch Säureeinwirkung herzustellen, so daß er vermutlich sich auch Gasen, wie Arsenwasserstoff, aussetzen mußte.

Diese Verkettung von mannigfachen Arbeiten brachte es mit sich, daß der Mann wochen- und monatelang der Einwirkung einer großen Zahl von Giften ausgesetzt war: Pb. (Zinnlegierung, Mennige-Fässer), Hg. (Zinnobermodelle), Salzsäuredämpfe (Beizen), nitrose Gase (Gelbbrennen), eine große Zahl reizender ungesättigter Produkte wie Terpene-, Kampher-ähnliche Stoffe, gewisse Aldehyde und Peroxyde durch Zersetzung des Kolophoniums, Teerdämpfe mit ihrem Gemisch von zum Teil ungesättigten Kohlenwasserstoffen der Methan- und aromatischen Reihe, Phenolen, ferner

Sulfide und Stickstoffverbindungen, schließlich AsH₃ (Wasserstoffdarstellung). Von der Gefährlichkeit dieser Arbeit hatte kein Mensch eine Ahnung, am allerwenigsten der Arbeiter selber, der einzig die Theerdämpfe wegen ihrer reizenden Wirkung als unangenehm und ungesund taxierte. Die Arbeit blieb auch lange Zeit ohne nachweisbar schädigende Folgen; diese stellten sich erst ein, als der Betrieb aufs Mehrfache gesteigert wurde. Das Krankheitsbild zeigte namentlich Reizsymptome vonseiten des Magendarmkanals, so daß der Mann als magenkrank imponierte und nur bei ganz genauer Untersuchung typische Vergiftungszeichen von Blei und Quecksilber aufwies.

Für diese Art Arbeiter (Putzer, Heizer, Handlanger) ist es noch besonders charakteristisch, daß es sich meist um völlig ungelernte Leute handelt, welche die Gefahr nicht erkennen und auch keinen Schutz anwenden, besonders wenn dieser eine Unbequemlichkeit ist; sie glauben nicht an die Gefahren, kennen nicht die Zeichen der Gefahr.

Ganz allgemein haben sich solche Situationen durch die Kriegsumstände in Menge vermehrt, einmal durch Einberufung von gelernten Arbeitern, durch häufig wechselnde Aufträge. Vor allem aber zwingt die Konkurrenz viele Betriebe, auch die kleinsten Ersparnisse wichtig erscheinen zu lassen und so mit möglichst wenig Arbeitskräften unter forciertem Arbeitstempo die maximale Leistungsfähigkeit zu erreichen. So kommt es, daß in vielen kleinen Betrieben eine besondere Arbeitsteilung herrscht, so daß die Arbeiter bald diesen, bald jenen Prozeß zu besorgen haben.

In einem Fall, wo der Mann an schwerer Anämie mit Ikterus erkrankte, fand sich, daß er im Verlaufe weniger Wochen eine ganze Reihe verschiedenartigster Mischungsprozesse, Entleerungs-, Verpackungs- und Putzarbeiten auszuführen hatte. Es war ein kleiner Betrieb mit wenig Arbeitern, und da die Schutzeinrichtungen, besonders die Ventilation, sehr zu wünschen übrig ließen, war der Mann sukzessive einer ganzen Reihe von Giften ausgesetzt, wie Benzol und dessen Destillationsprodukten, Salpetersäure und Gemischen nitroser Gase, Dinitrobenzol und Dinitrochlorbenzol; dann folgten in den nächsten Stunden oder Tagen Arbeiten mit Anilin und Salzsäure, wobei sich weiße Nebel salzsauren Anilins entwickelten, unter Zusatz von Nitriten.

Wenn wir nun nur diese schon vom Arbeiter als wahrscheinlich und von der Fabrikleitung auch zugegebenen Prozesse betrachten, so finden wir darin mindestens 7 in der schweizerischen Giftliste[1]) erwähnte Stoffe, von denen jeder einzelne schon erfahrungsgemäß zu gewerblichen Vergiftungen führt. Daneben wurden noch andere Arbeiten ausgeführt, bei denen flüchtige Methylverbindungen verwendet wurden oder entstanden; ferner hatte der Mann mit Karbolsäure zu tun und mit den oft giftigen Katalysatoren wie Quecksilber, Arsen usw.

Solche Gefährdungssituationen sind besonders häufig in den kleinen und kleinsten Betrieben, die nur 2—3 Arbeiter beschäftigen und dadurch nicht unter der Fabrikinspektion stehen; sie arbeiten in den primitivsten hygienischen Verhältnissen und verwenden oft große Mengen sehr gefährlicher Gifte. Dazu gehören auch die Lagerhäuser, die Benzin, Benzol, Anilin usw. lagern; wegen geringer Arbeiterzahl können sie leicht das Fabrikgesetz umgehen, und die Arbeiter werden kaum geschützt vor Vergiftungen der verschiedenen gelagerten Giftstoffe.

Unreine Produkte.

Die Technik arbeitet selten mit ganz reinen Produkten. Von einem Stoff wird nur eine bestimmte chemische Eigenschaft verlangt, allfällige Beimischungen, die an dieser nichts ändern, läßt der Techniker unberücksichtigt, besonders wenn die völlige Reinigung schwierig und kostspielig ist. So kommen als Beimengungen für Metalle vor allem in Betracht: As, S, Sb, P, die ihre Anwesenheit bei vielen chemischen Prozessen, Oxydationen usw. bemerkbar machen können. Bei Anwendung von Säuren und Metallen entstehen die leicht flüchtigen Wasserstoffverbindungen, die sich den Säuredämpfen beimischen und dadurch eine kombinierte Wirkung entfalten können. Gerade in der Technik haben wir, da der Preis reiner arsenfreier Schwefelsäure zu hoch ist, überall bei Säureanwendung mit dem Ent-

---

[1]) Liste der gewerblichen Gifte, deren Krankheitsfolgen den Unfällen gleichgestellt sind, vom 18. Januar 1902 und Art. 47 der I. Verordnung zum schweiz. Unfall-Vers.-Gesetz 25. März 1916, Ergänzung zum K.U.V.G. 13. Juni 1911.

stehen von giftigen Wasserstoffverbindungen zu rechnen, vor allem AsH_3. Es handelt sich hier sehr oft also um kombinierte Säurearsenwasserstoffvergiftungen. Aber die Arsenwasserstoffeinwirkung kann auch mit anderen zufällig anwesenden Giftstoffen auf alle möglichen Arten sich kombinieren. Einen solchen Fall finden wir im Bericht der Eidg. Fabrikinspektoren 1899 erwähnt:

In einer chemischen Fabrik waren 2 Arbeiter mit dem Abfüllen von Dimethylanilin beschäftigt, eine Arbeit, welche bisher keine Gefahren erkennen ließ. Einige Zeit nachher war der eine der Arbeiter mit der Reduktion eines Zwischenproduktes beauftragt, was in einer salzsauren Lösung durchgeführt wurde in demselben Apparat und im gleichen Lokale wie seit Jahren. Dieser Mann fühlte sich bald darauf unwohl, klagte über Schwindel und Brechreiz, und starb im Laufe einer Woche. Die Analyse der Salzsäure ergab einen AsH_3-Gehalt von $0,185\%_0$. Bei der Sektion konnte man As in den Nieren nachweisen. Andere Arbeiter, welche bei dem Reduktionsprozeß mithalfen, blieben vollkommen beschwerdefrei, trotzdem auch sie in gleicher Weise der Einwirkung des AsH_3 ausgesetzt waren. Es erkrankte einzig der Mann, welcher vorher mit Dimethylanilin gearbeitet hatte, so daß man zu der Annahme gedrängt wurde, es müsse sich in diesem Falle um eine kombinierte Dimethylanilinarsenwasserstoffvergiftung gehandelt haben.

Recht typisch dafür, wie schwierig die kombinierten Vergiftungen zu diagnostizieren sind und wie infolge dieser Schwierigkeit unter Umständen wohl eine Diagnose der Vergiftung gemacht wird, aber einem falschen Giftstoff die Krankheit zugeschrieben wird (währenddem ein anderer, z. B. wenig bekannter Stoff die Hauptursache ist), ist das Tetranitromethan, Tetranitroäthan, Tetrachloräthan und Dinitrobenzol. Wir treffen in den verschiedensten Berichten über Krankheitsfälle, die ganz analog aussehen bis ins Detail der Klinik in der pathologischen Anotomie — speziell charakterisiert sind mit anfänglicher Leberschwellung und Schmerzhaftigkeit Ikterus und Tod unter Zeichen der Leberatrophie —, das eine Mal die Diagnose Nitrobenzolvergiftung, ein anderes Mal wird Tetranitromethan beschuldigt, ein drittes Mal Kombination beider. Daneben haben wir Vergiftungen ganz ähnlicher Symptomatologie in der letzten Zeit erfahren durch Tetranitroäthan und andere verwandte Produkte, die oft gleichzeitig im selben Betrieb verwendet werden, besonders seit dem Krieg als synthetisch zugängliche Lösungsmittel, die hauptsächlich auch für die Schweiz eine große Rolle spielten.

Besonders was die Lösungsmittel, Packmittel, Beizen, Lacke usw. anlangt, haben wir in der Technik immer unreine resp. komplizierte Produkte vor uns. Vergiftungen mit solchen Stoffen sind sozusagen immer kombinierte Vergiftungen.

Als Beispiele mögen die Alkohole dienen: Der Methylalkohol ist meistens verunreinigt mit Azeton, oft mit Xylol, Allylalkohol, empyreumatischen Ölen; immer enthält er Azeton, je nach seiner Darstellung kommen ungesättigte Produkte mannigfacher Art darin vor; nicht zu vergessen sind auch die Beimischungen von Stoffen, für die der Methylalkohol schon lange als Lösungsmittel verwendet wurde (Brommethyl usw.). Darum zeigt gerade die Methylalkoholvergiftung so mannigfache Variationen in ihren Krankheitserscheinungen. Auch Äthylalkoholvergiftungen sind fast immer kombinierter Art. Nicht einmal als Genußmittel kommt er ja rein zur Wirkung. In Essenzfabriken sind eine Menge von Gesundheitsstörungen bekannt, bei denen der Alkohol sicher eine wesentliche Rolle spielt, aber kompliziert wird durch Essenzen und Verunreinigungen, wie ätherische Öle, Kohlenwasserstoffe (Fuselöle, Aldehyde und Ketone). Es sind keine einheitlichen Stoffe, aber sie zeichnen sich aus durch große Flüchtigkeit und Fettlöslichkeit, die wir in solchen Essenzfabriken antreffen, meistens mit ungesättigtem Charakter. Dazu kommt, daß die Darstellung solcher Stoffe in großer Menge vor sich geht. Hirt macht darauf aufmerksam, daß die Arbeiter in der Fett- und Ölindustrie, welche mit reinen Fetten arbeiten, in bezug auf das Nervensystem gesünder sind als diejenigen, welche mit ätherischen Ölen zu tun haben. Zu diesen Essenzvergiftungen kommen noch Komplikationen durch Einwirkung der Extraktionsmittel, wie Benzol und seine Derivate, Schwefelkohlenstoff, Tetrachlorkohlenstoff usw.

Flüchtige Äther sind an vielen gewerblichen Intoxikationen schuld. Man läßt sich aber leicht verleiten, die Vergiftung auf eine große Menge des vorhandenen Lösungsmittels zurückzuführen, während estherförmige Nebenprodukte, welche in methyl- und äthylalkoholischen Lösungen entstehen können, eine wichtige Rolle spielen.

Bei Lösungsmitteln haben wir es fast immer mit Gemischen zu tun. Als Beispiel wollen wir die mannigfachen Lösungsmittel, die in der Zelluloidindustrie zur Verwendung kommen, erwähnen (siehe Tabelle). Die Eigenschaften zu lösen haben eben die verschiedensten Körper. Neben den beabsichtigten Mischungen haben wir alle möglichen Verunreinigungen verwandter Stoffe. Meistens handelt es sich um Kohlenwasserstoffe der aliphatischen Reihe (Benzin). Dann kommen gewöhnlich auch aromatische Körper hinzu (Benzole) und andere ungesättigte chemische Gruppen. Reine gesättigte Kohlenwasserstoffe selbst machen keine chemischen Veränderungen im Organismus und wirken rein nur physikalisch, d. h. sie sind indifferente Narkotika, ohne Schädigung von längerer Dauer; aber diejenigen Stoffe, welche neben diesen physikalischen Eigenschaften noch ausgesprochene chemische Eigenschaften besitzen wie Anlagerungsfähigkeit, ungesättigten Charakter, haben u. U. eine ausgesprochene nachhaltige Wirkung; sie fallen weniger in den akuten Symptomen in die Augen, weil hier der physikalische Kohlenwasserstoffcharakter überwiegt, um so mehr aber in den Nachwirkungen und chronischen Vergiftungen, weil dann der Einfluß der chemischen Umsetzungen oder Dauerwirkung durch Anlagerung zustande kommt.

Das Terpentinöl wird heutzutage selten mehr rein verwendet. Man findet recht häufig darin sehr beträchtliche Anteile, die bei ca. 80^0 überdestillieren und also sicher Zusätze sind, die besonders gefährlich werden, wenn es sich um nitrierte Petroleumdestillate, um Kohlenwasserstoffe der Benzolreihe, Kienöl usw. handelt.

In der Lackindustrie (aus Zelluloid wie aus Harz) sind in den letzten Jahren ganz gewaltige Veränderungen vor sich gegangen; alle möglichen Stoffe, welche Harze auflösen, werden dazu verwendet (Benzin, Benzol, Azeton, Xylol, bald wieder Methylalkohol, bald Amylalkohol, künstliche synthetische Stoffe). Gerade die Lackindustrie ist heute durch solche Mischungen eine eigenartig gefährliche geworden. Denn einmal haben wir auch hier mit dem Auftreten von chronisch schädigenden Stoffen rechnen müssen. Dann blüht gerade in diesem Gebiet das Geheimverfahren. Es werden alle möglichen Ersatzmittel gesucht, um teuere Produkte durch billigere zu ersetzen, welche, wenigstens annähernd, die gleiche Eigenschaft enthalten. Die Beimischungen des Terpentinöles haben wir schon erwähnt. Das Amylazetat ist wegen seines teuren Preises sehr häufig vermischt mit Azeton: das Benzol, das nach Lehmann nur ein mittelschweres Gift ist (Leukozyten), wird sehr oft als „Benzolvorlauf" in Lackfabriken als Verdünnung verwendet und enthält 10—16% Schwefelkohlenstoff. Die Giftigkeit wird durch diese CS_2-Beimischung gewaltig gesteigert. Es mehren sich auch die Klagen über derartige Gesundheitsschädigungen bei Malern. Denn die Lösungsmittel sind hier eben nicht mehr allein Terpentinöl; sie enthalten große Mengen anderer flüchtiger Stoffe, so daß außer den Klagen über Schwindel und Kopfschmerzen, bronchitischen Reizungen sehr häufig schwere nervöse Symptome bei Malern angetroffen werden (Rauschzustände, Tremor, Zuckungen ohne Blei usw.), besonders bei schnell trocknenden Farben in engen Räumen. Dazu ist neben den Bleigefahren immer wieder mit dem Auftreten von arsenhaltigen Farben zu rechnen.

Die Zusammensetzung der Lacke ist einem fortwährendem Wechsel unterworfen, durch Konkurrenz, durch Materialmangel, durch die Bemühung nach Verbesserungen. Als Fabrikgeheimnisse sehen wir Zusammensetzungen, die nach außen meist unbekannt sind; sie kommen als ungefährlich in den Handel, um dort manchmal unvermutet, je nach der Zusammensetzung, Vergiftungserscheinungen zu verursachen. So wurden vor einiger Zeit von verschiedenen Orten her Vergiftungsfälle durch Zelluloidlacke in der Flugzeugindustrie bekannt. Es handelte sich darum, für die unbrennbare Azetylzellulose ein möglichst vorteilhaftes Lösungsmittel zu finden. Die gewöhnlichen Zelluloidlacke, die ja bekanntlich aus einer Lösung von Nitrozellulose in Amylazetat oder Azeton (Zaponlacke) besteht, kommt hier, weil feuergefährlich, nicht in Betracht. Dagegen kommen zur Verwendung Kohlenwasserstoffe, wie Chloroform, Tetrachlorkohlenstoff, Dichlorhydrin, Tetrachloräthan, Trichloräthylen, Azeton usw.

Zur Verbilligung werden häufig Benzol und seine Homologen als Verdünnungsmittel verwendet. Jeder einzelne dieser Stoffe bildet an und für sich schon ein technisches Gift. Je nach der Zusammensetzung können also wohl die verschiedensten

Krankheitsbilder auftreten. Gefährlich scheint vor allem das Tetrachloräthan zu sein, das aber, trotzdem es als giftig allgemein erkannt ist, wegen seiner vorzüglichen Eigenschaften immer wieder in solchen Lacken auftaucht. Gerade die seitens des Fabrikanten gepflogene Geheimhaltung in der Zusammensetzung und der Wechsel macht es sehr schwierig, ein klares Urteil über die Gefährlichkeit solcher Stoffe zu bekommen.

Man ahmt heute alle Eigenschaften nach, die einen Handelswert bestimmen; es ist geradezu Konkurrenzzwang, technisch brauchbare Stoffe, die teuer oder nicht erhältlich sind, zu ersetzen und nachzuahmen. Der Schritt zu Fälschungen ist in solchen Fällen oft dann nicht mehr groß. Zur Illustration der Gefährlichkeit solcher Ersatzprodukte möge folgendes Beispiel dienen:

Im Laufe weniger Tage erkrankten in einer Fabrik eine ganze Anzahl Arbeiter, dadurch, daß sie Augenreizungen bekamen, zum Teil mit vollständig trüber Hornhaut. Die Ursache konnte man sich lange nicht erklären, bis sich schließlich der Verdacht auf ein Lösungsmittel eines Lackes für Leder lenkte, das neu im Betriebe verwendet wurde. Der Name der Substanz war Azetonöl oder Azetonersatz, eine leicht gelbliche, nach Azeton und Metylalkohol riechende Flüssigkeit mit scharfem, stechendem Geruch. Durch fraktionierte Destillation fand man ca. 15% Azeton, ebensoviel Methylalkohol und etwas Formalhyd; ferner Nitrobenzol und Anilin und auffälligerweise sehr viel Chlor, das an organische Substanz gebunden war. Es handelt sich also sicher um eine Mischung einer ganzen Reihe flüssiger Stoffe, welche Harze lösen. Man wollte das Azeton, das zu Beginn des Krieges sehr teuer wurde, auf eine billige Weise ersetzen. Denn z. B. im Tetrachlorkohlenstoff usw. hatte man Stoffe vor sich, die sich leicht im Azeton lösten und dessen Lösungseigenschaften nicht veränderten. Das Gemisch war also sehr billig und konnte der Konkurrenz gegenüber standhalten. Jeder einzelne dieser Stoffe ist an sich schon als gewerbliches Gift bekannt, die zwar nicht akut tödlich sind, aber doch schwere chronische Erscheinungen machen können. In dieser Mischung nun entstanden hauptsächlich unter Einwirkung des Lichtes neue Körper durch Übergang des Chlors auf andere nicht chlorierte Körper. Vor allem verband es sich mit dem flüchtigen Azeton, so daß sich das äußerst giftige z. Zt. auch im Kriege als sehr gefährlich bekannte Chlorazeton bildete. (Es sei noch erwähnt, daß wir heute noch nicht wissen, um welche Fabrik es sich hier gehandelt hat, man sandte uns nur das Präparat zur Analyse ein unter sorgfältigster Vermeidung jeglicher Namensangabe. Auch von einem etwas später von uns analysierten gleichen Fall ist uns unbekannt, ob er in derselben Fabrik oder an einem andern Orte vorgekommen ist.)

Die Gefährdung steht, wie wir in ähnlichen Beispielen sehen, im engsten Zusammenhange mit der Bereitung solcher Ersatzprodukte. Heute wird alles ersetzt, was nur irgendwie Aussicht auf Erfolg erwarten läßt. Zu leicht nur segelt jetzt das, was vor dem Krieg als Fälschung qualifiziert war, unter dem Anerkennung heischenden Namen eines Ersatzproduktes; speziell die spekulative Fabrikation und der dunkle Zwischenhändler hat gar kein Interesse daran, auf solche Gefährdungen zu achten. Wenn nur Methoden und Prozesse gefunden werden, die billig sind; enthalten diese ev. Gefährdungen, so sucht man sie so zu verstecken, daß sie zum mindesten eine Zeit lang nicht bemerkt werden. Wir machen gerade in solchen Fällen immer wieder die Erfahrung, daß solche Leute mit allen Mitteln eine Expertise zu umgehen suchen. Wir sahen in einem der Fälle, wie aus öligen Abfallprodukten z. B. von chemischen Fabriken in kleinen Betrieben Stoffe wie Schuhcremen, Waschpulver[1] usw. fabriziert wurden, die man vielleicht noch mit einem Riechstoff versetzte; wenn nur die zunächst für den Gebrauch in Betracht kommenden auffälligen Eigenschaften vorhanden sind, so ist das Produkt konkurrenzfähig. Der Fabrikant kümmert sich dann wenig darum, ob sein eventuell in großer Menge zugefügtes Nitrobenzol Hämoglobinurie und schwere Vergiftun-

---
[1] Nach Berichten sind während des Krieges in Deutschland nicht weniger als 3000 gefährliche und für die Wäsche schädliche Waschpulver fabriziert worden.

gen verursacht, wie wir es wiederholt bei Vergiftungen durch Schuhcremen, Bodenwichsen gesehen haben. Und so ist es nicht zu verwundern, wenn Situationen entstehen, wo durch solche kritiklos, nur nach dem Gesichtspunkt des Profites zusammengesetzte Gemische die schädlichsten Wirkungen entfalten können, wie wir es in dem erwähnten Beispiel des Azetonersatzes gesehen haben. Die Ersatzmittel nehmen besonders seit dem Kriege ganz gewaltig zu, und es ist unmöglich, dagegen zu kämpfen. Sie bringen aber vor allem die große Gefahr mit sich, daß der gewissenhafte Geschäftsmann, der nach Gesetz und Allgemeinwohl handelt, zugrunde gerichtet wird. Es ist unbedingt Pflicht des Staates, diesen skrupellosen, meist im Dunkeln vegetierenden Geschäften auf den Leib zu rücken, zum Schutze des anständigen Produzenten einerseits, aber auch zum Schutze des ahnungslosen Gebrauchers, der die Gefahr, weil sie möglichst versteckt ist, nicht kennen kann — nicht sofort merkt — fast sicher falsch beurteilt, wenn eine Störung eintritt.

Bei vielen chemischen und technischen Reaktionen treten neben den normalen Reaktionen noch Nebenreaktionen auf, welche, sobald sie nur wenige Prozent der Hauptreaktionen ausmachen, vom Chemiker vernachlässigt werden, die aber, wenn sie in flüchtiger Form auftreten, sehr verhängnisvoll werden können. Wir haben speziell bei Nitrierungsverfahren solche Beobachtungen gemacht. Koelsch hat während des Krieges darauf aufmerksam gemacht, daß bei einigen Nitrierverfahren Trinitromethan auftritt. Nach seinen Untersuchungen sind die nitrierten Toluole z. B. im Gegensatz zu den nitrierten Benzolen relativ harmlos und wenig giftig. Durch Verunreinigungen speziell mit Benzol, nitrierten Benzolen, unnitrierbaren Kohlenwasserstoffen und vor allem mit Tri- und Tetranitromethan können sehr ernste Schädigungen entstehen. Fischer (Zbl. f. Gew.-Hyg. 1915) berichtet über eigenartige Vergiftungsfälle in einer Sprengstoffabrik bei Verarbeitung von nitrierten Toluolen, die ganz unter dem Bilde einer akuten gelben Leberatrophie verliefen und wahrscheinlich durch Verunreinigung resp. Kombination mit Tetra-nitromethan verursacht waren. Diese Produkte bekommen noch schlimmere Eigenschaften, wenn nur ein Teil Nitrokörper, ein anderer Chlor oder Brom enthält.

Solche Verunreinigungen entstehen bei jeder Nitrierung, um so mehr je höher die Nitrierungsstufe. Wenn also stärkere Säuren und höhere Temperaturen zur Erzielung des gewünschten Erfolges angewendet werden müssen, so haben wir mit der Bildung sehr schädlicher Nebenprodukte zu rechnen wie Tetranitromethan, das seine Entstehung der neben der Nitrierung einhergehenden Oxydation zu verdanken hat, daneben Nitroform, das zusammen mit oxydablen Körpern zudem noch sehr explosionsfähig ist, ebenso bildet sich Dinitrobenzol. Diese Beimischungen modifizieren selbstverständlich die Krankheitsbilder und werden besonders dadurch verhängnisvoll, weil die auftretenden Vergiftungen auf den normalen Nitrokörper bezogen werden, ohne daß die Giftigkeit der Nebenprodukte beachtet wird.

Solche giftige Nebenprodukte, die an und für sich unscheinbar sind und die Ausbeute wenig modifizieren, treffen wir bei vielen anderen Prozessen, bei Reduktionen und Oxydationen, wo auch noch mit dem Entstehen von Säuredämpfen usw. (evtl. As-haltig) zu rechnen ist. Nicht zu vergessen sind auch die oft sehr giftigen Katalysatoren, die verwendet werden. Begünstigt wird das Zustandekommen solcher Situationen durch die Verwendung schlechten, unreinen Materials, wodurch Betriebsstörungen verursacht werden. Denken wir einmal an unser Kohlenmaterial, das jetzt oft sehr stark schwefel- und phosphorhaltig ist. Dies macht sich bemerkbar bei der Verarbeitung der Kohle, z. B. bei der Azetylenfabrikation. Es mehren sich die Beobachtungen und Mitteilungen von Vergiftungen beim Arbeiten mit Azetylen. Das Azetylen selber ist nur in sehr hohen Konzentrationen giftig, es sind aber die Verunreinigungsprodukte, welche bei der Verarbeitung des Azetylens als giftige Verbindungen (vor allem Wasserstoffverbindungen) entstehen und welche schädigend einwirken; denn das Azetylen aus schlechten Kohlen enthält bis zu $0,1\%$ PH_3, daneben AsH_3, H_2S, evtl. Tellurverbindungen (ähnlich wie Ferrosilicium, dessen Gefahren auch erst in letzter Zeit bekannt wurden).

Wir sahen einen Mann, der eine große Zahl von Azetylenlampen zu putzen hatte. Bei dieser Arbeit fühlte er sich schon längere Zeit unwohl, besonders wenn die

Lampen nicht brannten, aber noch Azetylen entwickelten. Davon bekam er Kopfweh, Übelkeit, großes Unbehagen und fühlt sich seitdem krank. Würgen, Blässe, Empfindlichkeit der Leber.

Die Flamme selbst ist nicht giftig, denn die Oxyde sind höchstens lokal reizend; aber bei einem gewöhnlichen (ungereinigt entweichenden) Azetylengas kommen alle diese Produkte voll zur Geltung, ähnlich wie bei den bekannten Vergiftungen durch Ferrosilicium.

Ein zweiter Typus von Azetylenvergiftungen entsteht durch schlechte Verbrennung des Azetylens. Es ist dies zugleich ein Beispiel dafür, wie bei einer einheitlichen Arbeit eine ganze Menge gewerblicher Gifte entstehen können. Das Beispiel ist um so interessanter, weil es sich heutzutage um eine weitverbreitete Arbeitsweise handelt, die in jedem größeren Betrieb mit Metallbearbeitung vorkommt, nämlich das Azetylengebläse. Sauerstoff und Azetylen müssen hier in einem ganz bestimmten Mischungsverhältnisse gehalten werden; das Optimum der Ausnützung, wo vollständige Verbrennung eintritt, liegt bei einem C_2H_2-Gehalt von ca. 7,3%. Tritt mehr C_2H_2 aus, so wird die Verbrennung unvollständig und als Resultat davon entsteht neben H, H_2O, CO_2, vor allem CO. Das Mischungsverhältnis ist nun oft von Zufälligkeiten abhängig, einmal von äußeren Druckverhältnissen, auch beim Arbeiten in Räumen mit schlechter Ventilation, wo eine unvollständige Verbrennung ermöglicht ist und somit CO entsteht. Dazu kommt (bei zeitweisem, unverbranntem Austreten des Azetylens) die Wirkung von PH_3, das schon bei einer Verdünnung von 1:100000 Kaninchen in einer Stunde tötet, so daß unter ungünstigen Bedingungen leicht Konzentrationen, die gesundheitsschädigend wirken können, entstehen. Tritt Azetylen unverbrannt aus, können wir noch H_2S, AsH_3 finden, so daß wir bei Anwendung eines Azetylengebläses mit dem möglichen Entstehen von 6 Giften zu rechnen haben: 1. Azetylen (das mit dem Blutfarbstoff eine wenn auch labile Verbindung eingehen kann), 2. CO_2, 3. CO (Produkt einer unvollständigen Verbrennung), 4. H_2S (aus dem S-Gehalt der Kohle, der durch den Karbidprozeß zu H_2S umgewandelt und ev. noch zu SO_2 oxydiert wird), 5. PH_3 (aus dem P-Gehalt der Kohle), 6. AsH_3 (auch evtl. herrührend von der H-Darstellung). Eine Vergiftungsgefahr ist also da; sie ist nur geringer, wenn sich diese Gase bei andern Gebläsen rasch verflüchtigen können; sie wird aber groß bei schlechter Ventilation:

Ein Arbeiter lötet mit einem Azetylengebläse unter einem großen umgestülpten Brauereibottich. Der Raum ist also nach oben abgeschlossen, die heißen Gase bleiben in der Kuppe liegen; bei der Arbeit löschte dem Manne einige Male der Apparat aus, weil die Düse für die Sauerstoffzufuhr sich verstopfte. Es entstanden also 1. Produkte unvollständiger Verbrennungen infolge der starken Druckschwankungen im Gebläse. 2. Die Bestandteile des Azetylens: Nach einiger Zeit fühlte sich der Arbeiter unwohl; er mußte hinausgehen, hatte starken Hustenreiz und fühlte sich übel, ikterische Erscheinungen folgten, langsame Erholung.

Diese Arbeitsmethode nimmt auch bei kleinen Spenglern und Kleinhandwerkern sehr stark zu und damit auch die Unglücksfälle, die oft noch als Azetylenvergiftungen betrachtet werden, in Wirklichkeit aber kombinierte Vergiftungen sind, entstanden durch Verunreinigungsprodukte und CO. Auch bei anderen Gebläsemodifikationen haben wir ähnliche Gefahren. Das Sauerstoff-Wasserstoffgemisch ist, wenn elektrolytisch dargestellt, ideal; wird aber der Wasserstoff aus Säuren (die zum Entbleien und Entzinnen zuvor verwendet werden) dargestellt, so entstehen Arsenwasserstoffvergiftungen, die wir in zwei Fällen beobachten konnten. Die gleiche Gefahr ist auch beim Wasserstoff-Preßluftgemisch. Überall dieselben für Vergiftung günstigere Umstände: die heiße Verbrennungsluft steigt in die Höhe und gelangt dadurch in die Nähe des Gesichtes. Dasselbe gilt für Gebläse mit Leuchtgas, Sauggas usw. und Azetylen, Mischungen, wie sie z. B. in Glasbläsereien, Glühbirnenfabriken verwendet werden zum Erzeugen bestimmter Schmelztemperaturen.

Viele dieser Verunreinigungen sind kaum zu vermeiden, weil die Reinigungsverfahren dazu zu schwierig und unlohnend wären.

Vor allem wollen wir aber noch eine

häufige Beimischung aller Verbrennungen näher erwähnen, deren Entstehung deswegen unvermeidlich ist, weil unsere ganze Lebenshaltung auf Wärmeverwertung eingerichtet ist, nämlich das Kohlenoxyd.

Anteil des Kohlenoxydes an kombinierten Vergiftungen.

Das CO ist eines der weit verbreitetsten und dank seiner physikalisch-chemischen Eigenschaften gefährlichsten Gifte; toxikologisch verhält es sich als ein ungesättigter Kohlenwasserstoff mit dessen Eigentümlichkeiten gegenüber den verschiedensten Gewebssubstanzen (spez. Blutfarbstoff). In der Industrie aber handelt es sich immer um Gemische ganz variabler Art, bei welchen das CO ein stiller und nur zu oft übersehener, höchst gefährlicher Faktor ist. Für die toxikologische Beurteilung der CO-haltigen Gasgemische kommen hauptsächlich zwei Gesichtspunkte in Betracht:
1. Die Giftwirkung des CO hängt weniger von der Gesamtmenge des eingeatmeten Gases ab, als vielmehr von der Konzentration. Diese ist dann unschädlich, sobald die Zersetzung des CO-Hämoglobins durch Dissoziation annähernd Schritt zu halten vermag, sie ist aber dann am gefährlichsten, wenn in der kleinsten Zeiteinheit die größtmögliche Menge CO aufgenommen wird. Es handelt sich hier direkt um eine Art Kumulativwirkung. Die Toxizität des CO ist auch eine Zeitfunktion, indem kürzeres Einatmen von konzentrierterem Gas für den Organismus verhängnisvoller ist als eine doppelt so lange Einwirkung in nur halber Konzentration; sie ist also abhängig von einem physikalischen Faktor, dem Grad der Diffusionsgeschwindigkeit. Alle Zusätze, welche diese erhöhen, werden also eine Steigerung der Giftwirkung erzeugen.
2. Daneben werden die Gasgemische, die neben CO noch andere giftige Bestandteile enthalten, sich mehr oder weniger im Sinne des Bürgischen Gesetzes verhalten, d. h. durch das Zusammenwirken kommt eine Potenzierung zustande.

Biefel und Poleck haben experimentell nachgewiesen, daß die Anwesenheit von CO_2 oder H_2S die für die Kaninchen tödliche Dosis CO bedeutend verkleinert.

Im Kohlendunst finden wir eine kombinierte Wirkung des CO mit einem Überschuß von CO_2 und O-Mangel, was neben der Schnelligkeit der Wirkung auch den Unterschied im Krankheitsverlauf der einzelnen Teile bedingt, besonders was den Beginn betrifft: Der CO-Gehalt bedingt das mehr oder weniger schnelle Einsetzen des Komas, irrespirable Gase wie CO_2 bewirken Dyspnoe und Konvulsionen.

Ähnliche Verhältnisse finden wir im Rauch, wo neben CO und CO_2 fein verteilte Kohle und Teerteilchen, geringere oder größere Mengen schwefliger Säure und Salzsäure mitwirken. In den letzten 2 Jahren sah man öfter Erkrankungen, die zeitlich parallel gingen der Notwendigkeit, statt mit Kohlen mit Koksgemischen oder schlechten Kohlen zu arbeiten — wo z. B. die Feuerung Schwierigkeiten machte, wo alle 20 Minuten statt alle Stunden das Feuer gerüstet werden mußte. Wir sehen unter solchen Umständen eine große Zahl von Vergiftungen.

Ein sehr kompliziertes Gemisch ist das Leuchtgas. Je nach der Reinigung kommen darin neben CO (5—10%) noch H_2S (0,5—0,6%) Zyanwasserstoffsäure (0,08—0,15%), CS_2 (0,08—0,17%), NH_3, Methan, PH_3, AsH_3 vor. Die Mengen schwanken natürlich, je nach Ausgangsprodukt und den technischen Einrichtungen der Gasanstalten. Nach Versuchen von Ferchland und Vahlen ist das Leuchtgas 2—3 mal giftiger, als sein Gehalt an CO erwarten läßt. Bibra erwähnt ferner, daß beim Verbrennen salpetrige Säure entsteht, welche länger inhaliert katarrhalische Affektionen hervorruft.

Fast unbegrenzt ist in der Industrie die Zahl der Situationen für das Zustandekommen CO-haltiger Gasgemische, speziell da auch heute noch die Verwendung und Ausbreitung des Leuchtgases viel stärker anwächst als selbst die Ausbreitung der Elektrizität, und indem vor allem im kleineren Betrieb der Gebrauch an Generatorgas, Sauggas usw. sehr verbreitet ist. Motoren, besonders wenn die Dichtungen und Gasableitungen defekt sind, liefern Gase in die Arbeitsräume, wo das CO zum mindesten mit CO_2 vergesellschaftet ist; dazu Benzin, Kohlenwasserstoffe mannigfacher Art, wobei die stark riechenden Bestandteile das CO leicht verdecken. So entstehen die Vergiftungsfälle beim Prüfen und Ausprobieren von Motoren in engen (spez. kalten), geschlossenen Räumen, wo sich die Luft rasch mit einem sehr giftigen Gemisch von CO, CO_2, Benzin usw. schwängert und die auch heute noch gewöhnlich als reine Benzinvergiftungen angesehen werden.

Wir treffen das CO bei vielen technischen Prozessen, so bei der Azetondestillation aus Essigsäure zusammen mit ungesättigtem Kohlenwasserstoff, beim Leblanc-Sodaprozeß mit H_2S und Säuredämpfen, bei der Karbidfabrikation, Phosgendarstellung, bei vielen organischen Schmelzen zusammen mit andern ungesättigten Substanzen. Bei Verhüttungsarbeiten und späten Gebrauch von Metalllegierungen kann das CO eine chronische Metallvergiftung (Pb, Hg, Sb usw.) modifizieren wie der Alkohol. Die Gichtgase in den Hochofenprozessen stellen Kombinationen dar von Dämpfen von Schwefel- und schwefliger Säure, Metalloxyde und Salze, CO und CO_2, deren schädliche Wirkung (Hüttenkrankheit) bei Undichtigkeiten der Öfen, aber auch beim Abstich, beim Reinigen der Schlacken und Gasleitungen zur Wirkung kommen. Schließlich können solche Situationen auch in Privatverhältnissen vorkommen wie das im Bericht der Eidg. Fabrikinspektoren 1912 erwähnte Beispiel zeigt:

In einer Familie wurden die Personen, bes. die Kinder, wiederholt vergiftet, ohne daß man zunächst die Ursache fand. Die Veranda der Wohnung, auf der sich die Familie öfters aufhielt, lag aber in der Nähe eines Rauchabzugrohres einer Letternschmelzerei der sich im Hause befindlichen Buchdruckerei. Die Untersuchung der Dachrinne in der Nähe des Rauchrohres und der Veranda ergab, daß sich darin ganz erhebliche Mengen von Blei und Antimon vorfanden, es bestanden also Undichtigkeiten. Die Leute atmeten wiederholt den Rauch ein, wodurch schließlich Vergiftungserscheinungen kombinierter Art zustande kamen, mit CO als Hauptfaktor (Rauchgase) neben Blei- und Antimonstaub.

Nach den Untersuchungen von Lewin und Poppenberg spielt das CO in Explosions- und Sprenggasen die Hauptrolle. Dazu kommt aber die Anwesenheit von CO_2 und O-Mangel. Mit den Sprenggasen werden auch unzersetzte Sprengstoffteile mitgerissen (Pikrinsäure, Nitroglyzerin). Typisch für dabei entstehende Vergiftungen ist ein Brennen in Hals und Magen mit Übelkeit und Erbrechen bei gleichzeitigem Blutandrang zum Kopf. Bei den sog. Auskochern bildet sich eine Menge nitroser Gase zusammen mit fein zerstaubtem Sprengstoff und Spuren von Zyan. Blasse, fahle Gesichtsfarbe mit chronischem Bronchialkatarrh sind die Folgen wiederholter Vergiftungen; in akuten Fällen führt Lungenoedem zum Tode. Die Entwicklung der Sprengtechnik geht dahin, neben einer größtmöglichen Transportsicherheit die Wirkungskraft maximal zu gestalten; dabei aber konnte nicht vermieden werden, daß gerade bei den besten Sprengstoffen die maximale Wirkung mit Entstehung solcher giftiger Gasgemische einhergeht. Wenn sie sich rasch verflüchtigen, ist die Gefahr nicht groß. Bei Sprengarbeiten in größerem Stile, speziell unter der Erde, ist infolge der erschwerten Ventilationsmöglichkeiten die Entstehung schädlicher Konzentrationen sehr begünstigt, aber auch bei Tunnelbauten in großer Höhe über 3000 m führen sie sehr rasch zu Vergiftungssymptomen; so sind beim Bau der Jungfraubahn massenhaft vorübergehende, weniger dauernde Schädigungen durch Sprenggase entstanden, die unter dem Namen „Boyan" bekannt sind und die verschiedensten Symptome der CO-Vergiftung umfassen in massenhaften Variationen und Komplikationen durch andere Gase und O-Mangel. Ganz analoge Erscheinungen haben sich auch im modernen Kriege gezeigt; die Lebensbedingungen in Festungen, Schützengräben, Unterseebooten haben sehr viel Ähnlichkeiten mit den Arbeiten unter Tag, so daß bei Verwendung großer Mengen moderner Explosivstoffe bei ungenügender Ventilation Momente zusammentreffen, die das Zustandekommen solcher kombinierter Vergiftungen ermöglichen.

In diesem Zusammenhange wollen wir noch eine Gruppe von Gasgemischen kurz erwähnen, bei denen CO auch mitbeteiligt ist und die namentlich bei Arbeiten unter Tag gefährlich werden: Die Gruben- und Kloakengase.

Grubengase: Sie bestehen aus den Erdgasen, Produkten von Oxydations- und Reduktionsprozessen, von organischen und unorganischen Körpern, Methan CH_4 und seine Derivate (schlagende Wetter), andere aus CO_2 (schwere Wetter). Dazu kommen noch Gärungsprodukte (H_2S, NH_3 und nach Explosionen CO).

Bei den Kloakengasvergiftungen handelt es sich um H_2S-Wirkungen zum mindesten unter veränderten Bedingungen bei starker CO_2-Konzentration und O-Mangel. Die Zusammensetzung ist sehr variabel; die Gase können viel H_2S enthalten zusammen mit organischen Schwefelverbindungen wie Merkaptane, Sulfokarbylamine, Sulfonitrine; in andern Fällen herrscht das NH_3 vor. Aus Abwässern kann Zyan dazukommen. Arsenhaltige Abfallprodukte, z. B. von Gerbereien, führen zur AsH_3-Entwicklung, nicht zu vergessen, besonders in Städten, sind Beimischungen von CO und Leuchtgas. Dementsprechend unterscheiden die Franzosen 2 Gruppen von Krankheitserscheinungen: La mite, durch H_2S-arme Gase, wo die NH_3-Wirkung im Vordergrund steht, in Form von Brennen in Augen und Nase, Atemnot, Übelkeit bei rascher Erholung, während die H_2S-reichen Gase, Le plomb genannt, schmerzhaften Kopfdruck, Kollaps, Koma zur Folge haben. Der Fäulnisgeruch wirkt gewöhnlich als Warner; aber gerade wenn die Konzentration nur allmählich steigt und viele andere Gase, vor allem CO beigemischt sind, verliert sich infolge der Narkose oft die spezifische Sensation. Zufolge der gemischten Ätiologie zeigen auch die Nachkrankheiten sehr verschiedenartigen Verlauf, Pneumonien und Gastroenteritiden als Folge der irritierenden Stoffe, dann wieder nervöse Symptome, die mehr an CO-Wirkung erinnern.

(Ein spezieller Vergiftungsmodus ist noch zu erwähnen, den man hin und wieder in Schächten und Gruben (Lohgruben) findet, wo auf dem Boden ein schweres Gas, meistens CO_2, ist, während die obern Schichten mit einem andern leichteren Gasgemisch erfüllt sind: Die Leute werden durch dieses bewußtlos, stürzen nieder und ersticken in dem irrespirablen CO_2.)

Diese Angaben sind nicht erschöpfend, — aber sie zeigen, daß eine große Zahl von Kombinationen zu erwarten sind — und daß man unrecht tut als Arzt, wenn man typische Krankheitsbilder einheitlicher Ursachen erwartet, ohne sich über die verschiedenen pathogenetischen Ursachen zu informieren.

Wechsel der Verfahren.

Wir haben früher schon darauf aufmerksam gemacht, was für verschiedenartige Gifte in einer einzigen Industrie zur Verwendung kommen können. Nun treten sehr oft Modifikationen der Fabrikationsverfahren ein, welche in hygienischer Beziehung große Unterschiede zeigen. Solche Übergänge werden meistens nach außen nicht bekannt; sie vollziehen sich gewöhnlich als Geheimnisse. Man probiert neue Verfahren aus, und bewähren sich diese, so breiten sie sich oft ganz still aus, so daß man sich im Laufe weniger Jahre ganz neuartigen Industrien mit neuen, eigenartigen Gefahren gegenüber sieht. Denken wir nur an die Kunstseidefabrikation. Wir treffen hier einmal die Fabrikation der Nitrocelluloseseide mit den Gefahren der Nitrierungstechnik, in anderen Fällen handelt es sich um das Viskoseverfahren, wo gewaltige Mengen Schwefelkohlenstoff zur Verwendung kommen. Wieder andere Modifikationen (Kupfer- und Ammoniakverfahren) haben die Gefahren der Alkaliindustrien (Azetylzellulosen). **Eine dauernd scharfe Abgrenzung und konstante Charakteristik ist überhaupt für viele moderne Industrien nicht mehr möglich.**

Fassen wir als Typus dafür, wie innerhalb weniger Jahre eine ungeheure Industrie mit sehr großen Gefahren entstehen kann, die Verwendung des Celluloids. Der Umsatz ist ungeheuer groß. Nach Angaben englischer Autoren trifft man in den großen Warenhäusern bei ca. $1/3$ der Gegenstände auf Celluloid. Die Gefahren stellen sich dar einmal aus den Ausgangsprodukten durch Behandlung der Cellulose mit starken Säuren. Für gewöhnlich werden die nitrosen und sauren Dämpfe abgesaugt; geht aber die Reaktion aus irgendeinem Grunde zu rasch vor sich (und dies kann, wie wir wiederholt sahen, aus kleinen Ursachen, wie z. B. Hineinfallen von Schweißtropfen in die Mischung oder Anwesenheit anderer Unreinigkeiten, entstehen), so tritt leicht lokale Entzündung mit starker Gasentwicklung ein. Bei der weiteren Verarbeitung kommen die Gemische der mannigfachsten Lösungsmittel in Betracht. — Die weitere Verarbeitung der fertigen Celluloids, das scheinbar einen der harmlosesten Körper darstellt, zeigt ferner eine nicht zu unterschätzende Gefahr, zumal da dazu Mädchen und Frauen ohne besondere Schulung bei der primitivsten Einrichtung verwendet werden. Denn den allgemeinen Gefahren infolge der leichten Entzündlichkeit ist die spezifische Gefahr eine chemische: die giftigen Zersetzungsgase: Bei ungenügender Sauerstoffzufuhr und bei Verpuffung entstehen massenhaft Dämpfe von CO, N, NO_2, N_2O_4, HCN und flüchtigen organischen Körpern, die Zusammensetzung wechselt, je nach den Zersetzungs- und Explosionsbedingungen. Die Gefahr sieht man im allgemeinen nicht. Sie tritt aber in erschreckendem Maße zutage bei Unglücksfällen, welche besonders bei schlechten baulichen Verhältnissen direkt zur Katastrophe führen können (vgl. Zelluloidexplosion in Wien 1908, Mümliswil 1916). Die nitrosen Gase reizen zu Husten und Tränen, wodurch die Leute sich nicht schnell retten können, weil sie einen Weg der Rettung nur schwer finden und dadurch der weiteren Wirkung von CO und HCN ausgesetzt werden, die infolge der weiteren Verpuffung und Explosion auftreten.

Je nach der Konvenienz und nach Zweck werden in der gleichen Industrie ganz verschiedene Ausgangsprodukte verwendet, so daß das im Prinzip gleiche Verfahren bald gefahrlos, bald aber sehr gesundheitsschädlich sein können. Wir fanden als Beizen wiederholt Arsen und Antimon, zusammen mit andern Substanzen, Zinkchlorid, Zinkoxyd, Beschwerungsmaterial usw. Wir machten selber die Erfahrung, daß ganz gleich aussehende und aus der gleichen Quelle stammende Stoffe das eine Mal relativ große Mengen der Gifte (Antimon) enthalten und vor allem in leicht löslicher Form, das andere Mal nur ganz wenig oder gar keine Spur solcher Stoffe enthalten.

Einen sehr wichtigen Faktor für den Wechsel der Verfahren bildet z. Z. der Mangel an Rohstoffen im Krieg. Es sind viele Fabriken angewiesen, die Ausgangsprodukte, die sie früher von großen Fabriken erhielten, nun selbst darzustellen, ohne dazu die nötigen Einrichtungen und Erfahrungen zu besitzen. Wir sahen in einer kleinen pharmazeutischen Fabrik, die z. Z. wie Pilze aus dem Boden hervorschießen, Vergiftungsfälle bei der sonst ungefährlichen Darstellung des Antipyrins, Veronals, Saccharins usw., weil hier ganz plötzlich große Mengen von Blausäure als Ausgangsprodukte zur Verwendung kamen. In einer Fabrik, wo Veronal dargestellt wurde, kamen plötzlich einige Erkrankungen vor; das Verfahren wurde nämlich plötzlich gewechselt und ging vom Kalkstickstoff aus. Bei der Darstellung der Azetylcellulose ging man früher von Essigsäureanhydrit aus, unter Weiterverarbeitung durch Azetylierung. Heute ist das nicht mehr möglich, weil z. B. das Essigsäureanhydrit nicht mehr erhältlich ist, sondern selbst hergestellt werden muß. Dabei treten giftige Dämpfe auf. Eine früher ganz ungefährliche Industrie wird dadurch sehr gefährlich.

Wir sahen in einer pharmazeutischen Fabrik einen Vergiftungsfall bei der Aspirindarstellung. Wir beachteten ein Mißverständnis: Die Fabrik behauptete, sie produziere keine im Gesetze genannten Giftstoffe; denn Aspirin sei in der Giftliste nicht erwähnt und brauche zu seiner Darstellung auch keine solchen Stoffe. In der Tat war früher die Aspirindarstellung, die durch Erhitzung von in Benzol gelöster Salizylsäure und Essigsäureanhydrit bei Anwesenheit von H_2SO_4 als Katalysator, so gut wie ungefährlich. Das Essigsäureanhydrit war aber seit einiger Zeit nicht mehr erhältlich und mußte aus dem Natriumazetat hergestellt werden unter Einwirkung des PCl_5 als Dehydratisierungsmittel. Die Einrichtungen der Fabrik waren dazu noch sehr mangelhaft (schlechte Ventilation, mangelhafte Zentrifugen), die Arbeiter waren gänzlich unorientiert über die Gefährlichkeit der von ihnen zu bearbeitenden Stoffe, so daß ein Mann, der an einem hartnäckigen Ekzem am ganzen Körper erkrankte, wiederholt der heftigen Einwirkung des stark reizenden Essigsäureanhydrid ausgesetzt war, weil die Zentrifuge nicht schloß; daneben kamen noch alle möglichen Lösungsprodukte der Salizylsäure, wie Chlorbenzol, Benzol, $ClSO_2$ in Betracht.

Gerade die pharmazeutische Industrie hat seit dem Krieg ihre früher scheinbar schematisierte Einfachheit verloren, weil die alten Ausgangsprodukte nicht mehr direkt erhältlich sind, so daß man gezwungen ist, die ganz verschiedenen Ausgangsprodukte aus Urprodukten selber herzustellen. Das ist oft rationell nur unter Verwendung ganz gefährlicher Stoffe (Diazomethan, Dimetylsulfat usw.) möglich. Auf was für Schwierigkeiten dadurch solche Betriebe kommen, soll folgendes Beispiel zeigen:

In einer anderen Fabrik hatte man ebenfalls kein Essigsäureanhydrit mehr und war gezwungen, dieses selbst darzustellen. Man ging zuerst aus vom Azetylchlorid mit Natriumazetat, wo man früher das Sulfonylchlorid gebrauchte. Weil man dieses auch nicht mehr bekam, ging man über zum PCl_3 und PCl_5, das aber aus technischen Gründen bald aufgegeben wurde. Schließlich suchte man ein neues Verfahren. Dieser Wechsel der Verfahren vollzog sich in wenigen Monaten. Kein Wunder, wenn in dieser Fabrik eigentümliche Vergiftungen unklarer Art auftraten, wo in so kurzer Zeit ein solcher Wechsel von Giften eintrat. So haben viele Fabriken mit relativ kleiner Produktion für die früher gekauften Substanzen und Ausgangsprodukte eine Anlage errichten müssen, die bedeutend größer ist als die Produktionsanlage.

Ganz allgemein hat der Wechsel der Verfahren eine gewisse Gefahr in sich, weil es oft sehr schwierig ist, alle Konsequenzen zum voraus zu übersehen. Es ist unbedingt Erfordernis vonseiten des Technikers, sich zum voraus über die möglichen Nebenwirkungen unerwünschter Art zu orientieren. Hier ist vor allem das Zusammenwirken zwischen Mediziner und Techniker unbedingt notwendig. Es ist Pflicht, auf drohende Gefahren aufmerksam zu machen. Die heutige Industrie läuft große Gefahren, gerade in Bezug auf Vergiftungen kombinierter Art. Wir haben als Hauptgründe neben dem Wechsel der Verfahren die massenhaft unreinen Produkte, wie sie durch die technischen Prozesse und Systeme, aber auch durch Ersatzprodukte und Fälschungen vorkommen, erwähnt. Es ist unbedingt notwendig, analog wie man den mechanischen Schädigungen erfolgreich hat begegnen können, auch sich von gesetzeswegen durch Aufsicht umfassender gegen diese chemischen Gefahren zu schützen. Gerade nach dem Kriege werden wir voraussichtlich in eine kritische Zeit eintreten, indem einmal eine skrupellose Konkurrenz suchen wird, durch allerlei unerlaubte und vor allem nicht faßbare Kniffe die Oberhand zu gewinnen, indem ferner selbst Großindustrien gezwungen sind, im weitgehendsten Maße sich der sog. Rationalisierung des Betriebes zu unterziehen (forciertes Arbeitstempo, Verwendung und Schaffung von Surrogaten und Ersatzprodukten). Die Kompliziertheit der Vorgänge und der Stoffe zusammen mit der Geheimhaltung der Verfahren hat eine lückenhafte Kenntnis vonseiten der Gefährdeten zur Folge, so daß selbst Betriebsleiter über die Tragweite ihrer Anordnungen gar nicht mehr recht orientiert sind. Kein Wunder, wenn auch die komplizierten, so schwer zu diagnoszierenden, oft verkannten Vergiftungen im Gewerbe überhandnehmen. Um so mehr ist es nötig, bei unklaren Vergiftungsfällen an solche Möglichkeiten zu denken, um sowohl in prophylaktischer wie medizinischer und rechtlicher Hinsicht den durch den Wechsel der Verfahren im Laufe der Zeit bedingten Giftgefahren entgegentreten zu können.

III. Krankheitsbilder und Diagnosenstellung.

In allen rechtlich wichtigen Fällen fällt ausschließlich dem Arzte die Diagnose auf Vergiftung zu. Nur er kann zuerst an eine Intoxikationsmöglichkeit denken, die hervorstechenden Symptome feststellen und, wenn immer möglich, das Gift oder wenigstens die Giftgruppe aus den Symptomen bestimmen. Ganz allgemein ist ja die Diagnose einer Vergiftung oft sehr schwierig; denn das Gift wirkt wie ein anderes schädigendes Agens auf den Körper ein und bewirkt Funktionsstörungen, und es ist für den menschlichen Körper gleichgültig, ob diese Funktionsstörung als Ursache einen körperfremden, von außen hereindringenden Stoff hat, oder ob dieser Stoff aus irgendeinem Grunde im Körper selbst gebildet wird. „Es gibt keine exogenen Vergiftungssymptome, die nicht ebenso gut auf eine andere Ursache zurückgeführt werden könnten"; oft herrscht die Ansicht, daß nur der materiell chemische Giftnachweis wenigstens rechtlich entscheidend sei für die Anerkennung einer Giftdiagnose. Dieser Anforderung kann jedoch in den wenigsten Fällen Genüge geleistet werden, am ehesten noch bei akuten Vergiftungen; aber bei chronischen Vergiftungen, wie wir sie gerade im Gewerbe ja antreffen, bietet der Giftnachweis schon bei einem einzigen Gifte im Körper oft große Schwierigkeiten; noch viel mehr zeigen sie sich, wenn eine Anzahl giftiger Stoffe eingewirkt haben. In einzelnen Fällen allerdings gelingt es, das Gift direkt nachzuweisen (bes. Metalle, wie Pb, Hg). Aber meistens sind wir eben doch darauf angewiesen, aus den sekundären Symptomen eine klinische Diagnose zu stellen.

Viele chronische Vergiftungen erzeugende Substanzen sind so veränderlich, oder bereits aus dem Körper ausgeschieden, daß deren Nachweis als letzter Teil der Kausalkette zur Zeit der Krankheit ganz aussichtslos ist. Diese Tatsache, daß zur Zeit der Vergiftungssymptome viele Gifte nicht mehr als Stoffe chemisch faßbar, bei chronischen Vergiftungen, vor allem unter besonderen Umständen, nicht mehr als Substanz nachweisbar sind, ist sehr beachtenswert. Nicht bloß die leicht zersetzbaren H_2S, CS_2, die Nitrokörper, Zyan, CO sind oft zersetzt oder ausgeschieden, sondern sogar Blei kann den Körper verlassen haben zur Zeit der Symptome. Es ist dann nur eine gewisse Sicherheit erreichbar, wenn man das Krankheitsbild mit allen zur Verfügung stehenden Hilfsmitteln analysieren kann, vor allem auch durch genaue Untersuchung des Blutbildes und des Nervensystems. So schwierig es auch ist, allgemeine Gesichtspunkte für den Nachweis des Zusammenhanges zwischen Krankheit und Gift festzulegen, so muß man doch versuchen, die Beziehungen einzelner Symptome zum verursachenden Gift herauszuheben. Gerade bei gewerblichen Vergiftungen treffen wir eben nicht auf Krankheitsbilder, die den bekannten Schulbeispielen entsprechen, und durch die Kombination der verschiedenen Gifte entstehen naturgemäß (nach Dosis und Aufnahmezeit) die verschiedensten Variationen. Die experimentellen Erforschungen über Wirkung von Arzneigemischen sind z. Z. noch nicht so weit, daß allgemeine Gesetze abgeleitet werden könnten. Sie zeigen aber aufs eindringlichste, wie durch Kombinationen neue, eigenartige Reaktionen ausgelöst werden können, wie sich Einzelwirkungen zu steigern vermögen, wie je nach der Mischung die Wirkung bald aufgehoben, bald potenziert wird.

Wir wollen einige Beispiele erörtern, deren Krankheitsbilder auf die Diagnose von mehreren Giften führten.

I. Bei einem Arbeiter stellten sich unmotivierte temporäre Durchfälle ein; er fühlte sich, besonders abends, berauscht, klagte viel über Kopfschmerzen und starkes Schwitzen, Appetitlosigkeit. Daneben zeigten sich periodische reißende Schmerzen im Musculus pectoralis und an den Oberschenkeln, ohne Druckschmerz oder Lähmungen, die Patellarreflexe abgeschwächt, bei gespreizten Fingern ein sehr feiner, schneller, transversaler Tremor. Bei öfterer genauerer Untersuchung zeigte sich leichte Albuminurie; auf Befragen wird Speichelfluß angegeben. Das ganze Krankheitsbild bei völlig fieberlosem Verlauf machte eine Vergiftungsdiagnose wahrscheinlich.

Die eigentümlichen reißenden Schmerzen im Musculus pectoralis ließen vermuten, daß eine Schwefelkohlenstoffvergiftung vorliege. Es ist bekannt, daß bei CS_2-Vergiftungen häufig Polyneuritiden vorkommen, besonders in den Muskeln der Beine und des Pectoralis, ohne Degeneration und Lähmungen. Diese neuritischen Symptome sind fast immer bei chronischen Intoxikationen begleitet von Rauschzuständen, die sich besonders gegen Abend hin steigern, mit allgemeiner Reizbarkeit, Appetitlosigkeit, Störung der Darmtätigkeit, bei völligem Fehlen von Sensibilitätsstörungen. Wir finden aber bei reinen CS_2-Intoxikationen gewöhnlich einen ungleichmäßigen Tremor bei gespreizten Fingern, während das sehr schnelle, feinste, transversale Zittern mit größter Intensität bei Beginn einer gewollten Bewegung fast pathognomonisch ist für Quecksilbervergiftung (Pieraccini, Zangger). Dafür sprach in unserem Fall zudem noch der Speichelfluß, und überdies ließen sich durch Eindampfen des Urins Spuren von Quecksilber als Jodverbindung nachweisen. Die Analyse der Situation ergab, daß der Arbeiter mit einer Mischung von CS_2-, Pb- und Hg-Verbindungen zu tun hatte, die er sich häufig auf die Arme schmierte, ohne sich mehrere Stunden lang zu waschen. Damit bestand die Annahme einer kombinierten Schwefelkohlenstoff-Quecksilberintoxikation zu Recht. Ob das Blei nicht auch noch eine Rolle spielte, läßt sich nicht entscheiden. Direkt ließ es sich nirgends nachweisen, und einige seiner typischen Wirkungen (Mund, Blut, Nervensystem) waren wohl vollständig durch die Hg-Symptome überdeckt.

In diesem Falle führten die Symptome des Nervensystems für sich allein schon zur Diagnose von zwei Giften, von denen das eine zudem noch direkt im Urin nachgewiesen werden konnte.

II. Ein Arbeiter, der mit Gelbbrennen und Verzinnen beschäftigt ist, erkrankt an Magendarmstörungen und Schwindel, Übelkeit, Schwächezuständen, Kopfschmerzen und magert stark ab. Verschiedene Ärzte denken an Verdauungsstörungen und behandeln ihn als magenkrank. Als aber keine Besserung eintrat und für die Erkrankung keine weitere Ursache sich vorfand, dachte man schließlich an eine Vergiftung, „vielleicht mit

Zinn oder Zinnäthyl". Eine genaue Untersuchung des Mannes ergab nun einen typischen Bleisaum; hämatologisch bestand starke Anämie mit basophilen Erythrocyten. Auch ließ sich durch Eindampfen von mehreren Litern Harn Blei nachweisen. Der Mann war also sicher bleikrank. Daneben hatte er an den Fingern hellbraune Flecken, die Haare an Nase und Schnurrbart waren gelbbraun verfärbt. Diese Merkmale lenkten den Verdacht auf Salpetersäure und nitrose Gase. Bei Leuten, die solchen Dämpfen ausgesetzt sind, finden wir sehr häufig dieses an sich unscheinbare Zeichen der Verfärbung der Schnurrbarthaare (Llopart), verbunden mit starker Anämie, blaßfahlem Aussehen und chronischem Bronchialkatarrh. Die Analyse der Situation ergab, daß der Mann neben diesen beiden aus den Symptomen vermuteten Giften noch mit 6 bis 7 anderen in Berührung kam. Merkwürdigerweise hinterließen alle diese andern Gifte keine spezifischen Symptome; sie gingen unter in dem allein vorherrschenden Allgemeinbilde der Verdauungsstörung und der starken Anämie.

III. Ein Arbeiter hatte eine größere Menge Anilinöl in ein Gefäß zu schütten und mit Salzsäure zu mischen. Dabei entstand ein starker Nebel salzsauren Anilins. Es handelte sich im weitern um eine Diazotierung mit Verwendung von Stoffen, unter denen auch Nitrite waren, die gesundheitsgefährlich sein können. Nach einiger Zeit erkrankt der Mann mit starken Kopfschmerzen und Schwindel. Dazu kamen Atembeschwerden mit anhaltendem Schnupfen und Entzündungen im Rachen, ferner hartnäckiges Abführen und Erbrechen; von Zeit zu Zeit starke Schweißausbrüche; er bekommt schließlich einen kleinfleckigen Ausschlag am ganzen Körper und bemerkt, daß er immer viel Wasser im Munde habe, daß die Zähne rauh würden und kleine Splitterchen abgingen. Bei der Untersuchung, ca. $1/4$ Jahr nach Beginn der Erkrankung, zeigt der Mann auffällig blaßgelbe Farbe, blasse Schleimhäute, an den Augen keine Besonderheiten; wenn ihm übel werde, habe er etwas trübes Sehen. Ein organischer Grund für die Übelkeit und die Magendarmsymptome war nicht zu konstatieren; alle Reflexe waren vorhanden, etwas schwankend, aber in den Grenzen des Normalen. Blutbefund: Polychromasie, leichter Zerfall der Leukocyten, daneben Eosinophilie. $4^0/_0$.

Daß der Arbeiter sauren Dämpfen ausgesetzt war, geht mit großer Wahrscheinlichkeit daraus hervor, daß er eine für Säurearbeiter beinahe charakteristische Abschilferung an den vorderen Zahnreihen zeigt (Kuhnert und Boppert). Solche Unebenheiten kann man noch nach langen Zeiten konstatieren. Hat er aber Salzsäure eingeatmet, so hat er ohne Zweifel auch etwas Anilin bekommen. Der Blutbefund zeigt ein Bild, wie man ihn nach Einwirkung von Benzolderivaten und ihren giftigen Verwandten, wie Anilin, findet (Polychromasie, leichter Zerfall der Leukocyten), wobei die Eosinophilie vielleicht mit einem allgemeinen Reizzustand in Verbindung zu setzen ist (Epithelerkrankungen, Würmer, Asthma war nicht nachweisbar). Über die Einwirkung von Nitriten läßt sich nichts Sicheres in diesem Fall aussagen. Auch die Nitrierer haben nach Heinzeling häufig Zerstörung der vorderen Zahnreihe.

Für Nitritwirkung als Beigabe könnten auch die Kongestionen am Kopf, die Schweißausbrüche, als Folge einer Gefäßnervenwirkung, sprechen. Möglicherweise ist auch der Ausschlag darauf zurückzuführen; denn es sind Fälle bekannt, wo bei typischen Nitritvergiftungen neben anderen Allgemeinsymptomen roseolenartige Ausschläge beobachtet worden sind (Harnack). Interessant ist noch zu erwähnen, daß der Mann eben wegen dieses Ausschlages eine Zeitlang als syphilitisch betrachtet wurde unter Verkennung des ganzen Vergiftungsbildes. Keine Krankheiten werden heute prozentual so häufig, ja oft regelmäßig verkannt, wie die kombinierten Vergiftungen.

Wir haben so eine Reihe von kombinierten Vergiftungen erlebt, bei denen sich die Diagnose auf zwei oder mehrere Gifte aus den Symptomen erkennen lassen; aber in vielen anderen Fällen konnte nur per exclusionem in erster Linie auf Gifte geschlossen werden unter sorgfältigster Berücksichtigung der Situation (gruppenweise Erkrankung, Recidive unter gleichen Bedingungen, akute Erkrankungen ohne Fieber). Als Hauptgründe für die Schwierigkeit der Diagnosenstellung kommen folgende drei Punkte in Betracht:

1. Der menschliche Körper ist in seinen Reaktionen beschränkt.
2. Die Krankheitsbilder werden häufig überdeckt durch akute Erkrankungen anderer Ätiologie.
3. Die individuellen Verschiedenheiten: die Schädlichkeiten treffen auf einen Körper mit einer bestimmten, ganz individuellen Vergangenheit.

Beschränkte Reaktionen des menschlichen Körpers.

Eine Zelle oder ein Organ reagiert bekanntlich auf einen äußeren Reiz durch Erregung oder durch Lähmung; die Art der Reaktion wird bedingt durch die Intensität der Schädigung. So wird eine an sich erregende Wirkung, die sich zu einer lähmenden addiert, die Lähmung nicht vermindern, sondern sie noch vermehren. Kommt nun dazu noch eine Schädigung, die an und für sich allein erregt hätte, so muß der Gesamteffekt eine vermehrte Lähmung sein. So werden überhaupt eine Summe einzelner Reizwirkungen zusammen so intensiv wirken, daß eine Lähmung die Folge ist. Der Organismus wird einer Summe von Schädlichkeiten gegenüber reagieren, wie wenn eine einzige große Schädlichkeit einwirkte, so daß die Einzelwirkungen in der Lähmung als Gesamtwirkung untergehen müssen. Dies gilt im allgemeinen und im speziellen auch für die kombinierten Vergiftungen. Was für ein vieldeutiges

Symptom ist z. B. das Erbrechen. (Wenn wir alle seine Ursachen aufzählen wollten, müßten wir ja bei den Giften beginnen, die im Brechzentrum direkt angreifen, weitergehen zu allen Einwirkungen auf den übrigen Organismus, die indirekt via Reflexbogen aufs Zentrum einwirken, und schließlich dort endigen, wo pathologisch-anatomische Veränderungen entstanden sind, die dann sekundär aufs Brechzentrum wirken.) Analog sind auch eine Menge anderer Allgemeinsymptome, wie Anämie, Mattigkeit, Abmagerung usw., vor allem die nervösen, wie Gefäßlabilität, erhöhte Reflexe, starke Erregbarkeit, welche so oft unter der allgemeinen Flagge: Nervosität, Hysterie segeln, einfach ein Zeichen dafür, daß der Körper auf schädigende Einflüsse überhaupt reagiert ohne jeglichen spezifischen Charakter. Die chemischen Einwirkungen im speziellen gehen ganz in den Rahmen der gewöhnlichen Krankheiten über. So sagt Curschmann: Die Vergiftungen sind Erkrankungen allgemeiner Art, nur aus spezifischer Ursache. Eine große Reihe von Symptomen können gerade so gut durch Giftaufnahme wie durch andere ätiologische Momente bedingt sein. Selbst spezifische Giftsymptome werden in der Masse der verschiedenen Giftwirkungen überhaupt so überdeckt, daß sie sich nur wenig bemerkbar machen, so daß man in vielen Fällen überhaupt froh sein muß, wenn man klinisch eine allgemeine Wahrscheinlichkeitsdiagnose auf Vergiftung stellen kann[1]).

Es ist nicht zu verwundern, daß der Organismus gegenüber einem Gemisch giftiger Gase einfach mit Kollaps oder Chok einerseits oder Rausch und Verwirrtheitszuständen andererseits antwortet, wobei die einzelnen Giftkomponenten als wirkungssteigerndes Moment allerdings eine wichtige Rolle spielen können, aber ihre spezifische Wirkung in der Gesamtwirkung aufgeht, das Typische verliert (vgl. Vergiftungen durch die modernen Kriegsgase). Das Gleiche finden wir natürlich auch bei chronischen Vergiftungen, die nach Lewin nichts anderes sind als eine Summe einzelner kleiner akuter Einwirkungen.

Kombination mit Infektionen.

Aus den bekannten Versuchen von di Mattei wissen wir, wie die für die Infektionskrankheiten empfänglichen Tiere den Infektionserregern gegenüber viel weniger widerstandsfähig werden, wenn man sie der Einatmung giftiger Gase aussetzt. Diese experimentellen Ergebnisse sind in Übereinstimmung mit der Tatsache, daß alle schwächenden Momente das Eindringen von Infektionserregern begünstigen.

So beobachteten wir eine große Zahl von Fällen, wo auf Grund der langsam chronischen Vergiftung irgendeine Organerkrankung infektiöser Art hinzutrat (besonders im Winter), die dann das Krankheitsbild fast völlig zudeckte.

Ein Mann erkrankte akut an einer Verdauungsstörung, die naturgemäß symptomatisch behandelt wurde und sich in 14 Tagen besserte. Der Mann war früher gesund, aber seit einiger Zeit leidet er, besonders nach bestimmten Mischungsarbeiten, an starker Ermüdung und Schwindel. Diese Anamnese brachte den Arzt auf den Verdacht einer Vergiftung, besonders als es sich herausstellte, daß vorher schon mehrere Arbeiter bei der gleichen Arbeit jeweils unwohl wurden und abmagerten. Aber als schweres Krankheitssymptom, welches diese Leute von der Arbeit ausschloß, zeigten sich akute Erkrankungen ganz verschiedener Organe, Magendarmstörungen mit Übelkeit und Brechen bei den einen, Katarrhe der Lungen und Bronchien bei den anderen. Etwa 6 Wochen, nachdem der Arbeiter die Fabrik verlassen hatte, war er noch sehr blaß und fahl, stark abgemagert, vor allem reizbar und ermüdbar; im Blutbild ungleich große Blutkörperchen mit Polychromasie. Es erkrankten also eine Reihe sonst ganz gesunder Männer, die in der gleichen Fabrik tätig waren, bei der gleichen Arbeit mit einer Reihe von Symptomen, die ähnlich, aber nicht aufdringlich waren, und erst eine akute Krankheit, die durch eine stärkere Einwirkung der Schädlichkeiten oder eine Infektion des geschwächten Körpers verursacht wurde, machte die Arbeitsleistung unmöglich. Die genaue Analyse der Situation ergab, soweit sie möglich war, mindestens 7 in Betracht kommende Gifte (Methylverbindungen, Anilin, Benzol und Homologe, Salpetersäuregemische). Eine Diagnosierung der Art des Giftes ist unmöglich.

In solchen Fällen ist es nur möglich, einmal durch genaue Untersuchung der gesamten Situation, dann vor allem auch durch eine längere Beobachtung des Kranken zu einem einigermaßen sicheren Resultate zu kommen. Ganz groß werden die Schwierigkeiten bei versicherungstechnischen Fragen, wo das Gesetz eine Trennung fordert zwischen Wirkung der Vergiftung und Wirkung der Infektion, bzw. ihrer gegenseitigen Beeinflussung. Wir werden später noch näher darauf eingehen. (Art. 91 des Schweiz. Unfallversicherungsgesetzes.)

Giftwirkung auf chronisch geschädigte Organismen (spez. Alter).

Die Erfahrung zeigt, daß die Reaktionsweisen der verschiedenen Altersklassen ungeheuer verschieden sind. So zeigen Kinder, und namentlich jugendliche anämische Mädchen bes. gegenüber Blei, Schwefelkohlenstoff, evt. Tabakvergiftungen vom gewöhnlichen Schulbeispiel abweichende Krankheitsbilder, weil hier das Nervensystem besonders giftempfänglich ist.

---

[1]) Es wäre besonders interessant, wenn Ärzte über Fälle publizieren würden, wo gebildete Chemiker sich bei ihrer Arbeit verschiedenen Giften aussetzen und nachher in merkwürdiger Weise erkranken. Gesprächsweise hört man von solchen Fällen, wo man auf keine Diagnose gekommen ist, wo man an verschiedene Gifte dachte, diese sich aber noch nicht nachweisen ließen. —

Ebenso reagieren alte Leute auf chemische Stoffe ganz anders als Menschen im kräftigen Alter, besonders wenn das Alter mit Organschwächung und Organerkrankung einhergeht. Ferner können auch die Ermüdung, Infektionskrankheiten, Diabetes, Arteriosklerose usw. mit gewerblichen Vergiftungen sich kombinieren und zu Krankheitsbildern führen, die oft schwer, wenigstens anfänglich, die richtige Diagnose stellen lassen.

Große Schwierigkeiten bieten naturgemäß die Kombinationen mit anderen chronischen Vergiftungen anderer Art, die nicht mit der Arbeit zusammenhängen. Da ist vor allem einmal der Alkoholismus zu erwähnen. Jeder Arzt teilt unwillkürlich seine Patienten in zwei Klassen ein, in Alkoholiker und Nichtalkoholiker, denn die Erfahrung lehrt, wie sehr Behandlung, Prognose und Wirkung der Mittel durch eine chronische Alkoholvergiftung beeinflußt werden. Die Bedeutung, die der Alkohol bei gewerblichen Vergiftungen hat, beruht hauptsächlich auf drei Gesichtspunkten:

1. die rein physikalisch-chemische Wirkung: auf die einzelne Zelle wirkt der Alkohol ein durch seine Fettlöslichkeit einerseits (Overtonsche Narkosetheorie), anderseits durch ausgesprochene Veränderung der Oberflächenspannung der wässrigen Lösungen, wodurch er anderen gleichzeitig anwesenden Mitteln besseres Eindringen und Wirken ermöglicht.
2. Die funktionellen Störungen: durch seinen exquisit lähmenden Einfluß auf alle vitalen Reaktionen setzt er die natürlichen Wehrkräfte des Organismus herab.
3. Die anatomischen Veränderungen als Folge irreversibler Prozesse (Gefäß- und Nervensystem, Leber, Nieren, innere Sekretion usw.).

Es sind dies ganz allgemein bekannte Erfahrungen, welche bewirkt haben, daß in vielen Giftindustrien, namentlich wo Blei, Arsen, Anilin, Quecksilber verwendet werden, Alkoholkonsum überhaupt verboten ist. Eine interessante Beobachtung teilt Koelsch mit, welche er bei Arbeitern, die dem Staube von Kalkstickstoff ausgesetzt sind, beobachtete (Ztrbl. f. Gew. Hyg. 1916): Wenn die betreffenden Arbeiter gleichzeitig Alkohol zu sich nahmen, trat nach kurzer Zeit Unbehagen mit Übelkeit und Mattigkeit auf, mit starkem Blutandrang zum Kopf, Atemnot und Brustbeklemmung; ohne Alkohol ergab sich keine Störung. Der Organismus muß also zuerst durch den Alkohol giftempfindlich gemacht werden, wodurch dann erst das im Kalkstiffstoff wirksame Zyanamid, das an und für sich nur geringen Einfluß hat, seine eigentümliche Vasomotorenwirkung ausübt. Auch hinsichtlich des Gießfiebers weiß man, daß davon hauptsächlich Alkoholiker befallen werden. Friedländer und Moor bezeichnen den Alkohol als Todfeind des Anilinarbeiters, Pieraccini macht ähnliche Angaben bei den Quecksilberarbeitern. Bei Schwefelkohlenstoffvergiftungen wird durch Alkohol vor allem der Ausbruch von Rezidiven begünstigt, die sich selbst nach Jahren, wenn die betreffenden Leute schon lange nichts mehr von Vergiftungssymptomen spürten, auftreten können. Ähnliche Erfahrungen macht man auch bei Blei. So zitiert Oliver einen Fall, wo eine Frau, die in der Jugend an Bleisymptomen litt, nach siebenjähriger Gesundheit nach Alkoholexzeß einen Rückfall bekam, wobei neuerdings im Harn Blei nachgewiesen werden konnte.

Als Genußmittel kommt der Alkohol aber nie rein zur Verwendung. Wir haben es hier immer mit Gemischen zu tun, mit aromatischen Essenzen, die im Alkohol gelöst sind, oft auch mit Zusätzen und Fälschungen, wie Fuselöle, Amyl-Methylalkohole, ungesättigten Geruchstoffen zu tun. Es ist auffallend, wie verschiedenartig die unter dem Namen Alkoholismus gehenden Krankheitsbilder in verschiedenen Ländern und Landesteilen voneinander sind. Lancereaux macht darauf aufmerksam, daß in Frankreich der Absinth und andere Essenzen mit ungesättigten Stoffen das Krankheitsbild wesentlich modifizieren, so daß gerade die Alkoholneuritis dort viel häufiger ist als bei uns. Die wirksamen Essenzsubstanzen sind meistens Ketone, (Absinth, Fenchel) oder Phenole. Diese Liköre sind also viel giftiger als bloßer Alkohol, da zur Alkoholwirkung noch diejenige der Essenzen hinzukommt. Wir treffen gerade im Nervensystem die verschiedenartigsten Symptome, die durch den Charakter der Essenzen bedingt sind, einerseits Hyperästhesien, epileptiforme Krämpfe, dann wieder Lähmungen und Anästhesien. Lancereau betont, daß in bezug aufs periphere Nervensystem teils Schmerzen im Vordergrund stehen (Essenzen aus Labiaten), teils Lähmungen (Kompositen).

Immer wieder findet man auch Zusätze, die zu Fälschungen verwendet werden, (wohl bei der bekannten Methylalkohol-Massenvergiftung in Berlin 1911); in England sind Formen von Pneumonien bekannt, verursacht durch geringe Traumen irgendwelcher Art, deren Hauptursache jedoch im Methylalkohol gesucht wird, der in vielen Schnäpsen vorhanden ist, — so daß die Leute sehr empfindlich werden gegen Krankheiten, die sich besonders leicht nach Unfällen entwickeln.

Zu den Gewohnheitsgiften gehört neben Alkohol und Tabak auch das Morphium und Cocain. Die chronische Wirkung verändert die Reaktion bekanntlich nicht nur gegenüber Hypnotica, Chloroform, Äther usw.

Wiederholt ist in der letzten Zeit auch bekannt geworden, daß in manchen Fabriken spez. Arbeiterinnen sich Rauschzustände zu verschaffen suchen durch Riechen an Äther, Benzin, Benzol, durch Einreiben mit Schwefelkohlenstoff, sogar durch Genuß von süßen Nitrokörpern, wodurch schwere chronische Vergiftungen erzeugt werden. (Vgl. auch Grasset: Perils biologiques 1917.)

Ähnlich wie der Körper, welcher durch Gewohnheitsgifte geschädigt, bei neuen Intoxikationen sich verschieden verhält, so finden wir auch bei chronischen technischen Vergiftungen eigenartige Reaktionen, wenn ein neues schädliches Agens hinzukommt. Das ausgelöste Krankheitsbild ist im Organismus vorgebildet. Häufig wird ein schon geschwächtes Organ, z. B. die Niere, in seinen Funktionen so leicht gestört, daß die Funktionsstörung das ganze Krankheitsbild beherrscht, welches zwar durch ein spezielles Gift ausgelöst wurde; aber die besonderen Eigenschaften dieses Giftes spielen nur eine verdeckte Rolle und werden gern übersehen. Am meisten kommt hier die chronische Bleivergiftung in Betracht. Schwierig wird dann die Differentialdiagnose, welche die Erscheinungen sowohl durch die chronische Vergiftung bewirkten anatomischen Veränderungen verursacht sein können, ebenso wie durch eine neue Vergiftung. So kann eine Entscheidung schwierig sein, wenn eine Vergiftung z. B. Symptome von Urämie, Kolik aufweist; eine Bleiniere kann ja auch einen urämischen Anfall auslösen:

Ein schon seit langem bleikranker Maler arbeitete auf einem Dache in der Nähe eines Abzuges für Stickoxyde. Der Luftzug trieb die Gase in die Richtung der Arbeitsstelle, so daß der Mann wiederholt husten mußte. Ein paar Stunden später fühlte er sich unwohl, und in der Nacht starb er plötzlich unter den Erscheinungen eines Lungenödems. Die Sektion ergab ausgesprochene Schrumpfniere, weswegen Entschädigungsansprüche abgewiesen wurden.

Jedenfalls hat hier die Einwirkung der Stickoxyde den urämischen Anfall ausgelöst. Die neue Vergiftung wirkte also als Anstoß und hätte z. B. ebenso gut durch einen anderen schädigenden Einfluß ersetzt werden können. Umgekehrt wird aber oft in Fällen, wo eine wirklich frische Vergiftung eingewirkt hat, die von sich aus Symptome verursacht, die Vergiftung ganz verkannt, indem man zu leicht geneigt ist, das vorhandene Krankheitsbild aus der schon bestehenden, leicht beweisbaren, chronischen Organerkrankung abzuleiten.

Weitere Beispiele.

1. Ein früher schon bleikranker Arbeiter erkrankte nach Verlassen der Fabrik unter starkem Unwohlsein und Erbrechen. Er war bläulich verfärbt und hatte große Atemnot. Der Arzt findet ihn am folgenden Tage ikterisch, mit Kopfschmerzen, Schwäche bei sehr schnellem Puls und Temperaturen, dunklem Urin, stark empfindliche Leber, so daß man, als man erfuhr, daß der Mann schon bleikrank sei, sich auf die Diagnose Bleikolik und Urämie einigte. Bei der Sektion fand man akute gelbe Leberatrophie.

Es ließ sich aus der Leber Arsen nachweisen. Daneben bestand eine Schrumpfniere. Man erinnerte sich nachträglich, daß der Mann am Abend merkwürdig gerochen habe, wie nach Knoblauch. Bei einer genauen Untersuchung der Arbeit der letzten Tage ließ es sich nachträglich noch wahrscheinlich machen, daß der Mann beim Ablösen des Zinkes von verzinkten Metallteilen durch Säure in einem engen Raume ohne Ventilation sich der Einwirkung von Arsen-Wasserstoff ausgesetzt hatte. So kam es, daß dieses neue Gift eine spezifische Wirkung ausübte, trotzdem aber unerkannt blieb, weil die Symptome unklar waren resp. Ähnlichkeit hatten mit einer durch die Bleiniere event. verursachten Urämie. —

2. Ein Arbeiter, der viele Jahre in einer Lampenfabrik tätig war, muß zur Zeit des Krieges durch die Verschiebung der Aufträge, durch Einberufung von Kollegen usw. ganz verschiedene Arbeiten verrichten. Er erkrankt an einer akuten

Bronchitis, die sehr hartnäckig ist, gleichzeitig unter starkem Übelsein, Depressionszuständen ohne Fieber. Der Fall wird der Krankenkasse zugewiesen. Es wurde behauptet, in dem betreffenden Betriebe kommen überhaupt keine giftigen Substanzen zur Verwendung, so daß es sich nicht um eine Vergiftung handeln könne. Was hatte jedoch der Mann zu tun? Während langer Zeit mußte er unter anderem als Putzer auf den Boden ausgeschüttetes Quecksilber zusammenwischen und dasselbe mit Salpetersäure reinigen. In der letzten Zeit nun wurde er hauptsächlich als Heizer verwendet. Er hatte einen Gasapparat zu reinigen, wobei es ihm wiederholt unwohl wurde. Des weiteren mußte er vor allem einen Azetylenapparat besorgen. Er gibt nun an, und die weitere Untersuchung bestätigt dies auch, daß beim Nachfüllen mit Karbid stark reizende Dämpfe in den Arbeitsraum ausströmten. Es besteht also ohne weiteres die Möglichkeit, daß der Mann mit einer Reihe von Giften in Berührung kam. Mit Hg und Nitrosengasen, mit CO und CO_2, mit Azetylen und seinen heute so häufigen „wichtigen" Verunreinigungsprodukten. Ein Vierteljahr nach Ausbruch der Krankheit ergab eine Untersuchnng leichte Ödeme mit etwas Albuminurie, die Herztöne klappend aber rein, Puls regelmäßig, leicht beschleunigt, kein Fieber. Blutbefund negativ, etwas Anämie. Reflexe verstärkt. Starker Dermographismus. Im übrigen keine weiteren nervösen Symptome. Er leidet aber an Depressionszuständen und ist von einem quälenden Asthma befangen. Daß der Mann CO-Gasen ausgesetzt war, ist sehr wahrscheinlich; dafür spricht ja auch, daß er beim Ofenreinigen manchmal sehr starke Kopfschmerzen bekam mit Schwindel, chronische CO-Einwirkung hat fast als nie fehlendes Symptom eine ausgesprochene Anämie ohne weitere Veränderung des Blutbildes. Als ausgesprochenes Nervengift kann es auch Gefäßstörungen mannigfacher Art erzeugen, Tachykardie, Herzneurosen, häufig sind auch Ödeme beobachtet, teils als Folge von Gefäßschädigungen, teils als trophische Störungen; Depressionen sind eine oft beobachtete Folge psychischer Natur. Andere Giftsymptome waren direkt nicht nachweisbar. Der Mann gibt zwar an, daß er in früherer Zeit Speichelfluß gehabt habe mit Entzündung des Zahnfleisches, was aber jetzt nicht mehr zu konstatieren war. Sonst bestehen nur noch die starken Reizerscheinungen des Respirationsapparates, vor allem mit den Asthmaanfällen, von denen der Mann früher nichts verspürt hatte und die bei der Arbeitsaufnahme — solange die Azetylenarbeit vermieden wurde, — nicht rezidivierten. Das Asthma ist bekanntlich eine Vagusneurose; möglicherweise ist es nur ein Symptom einer kombinierten Wirkung: Das PH_3 aus dem Azetylen bewirkt starke Reizsymptome der Lungen- und Bronchienschleimhaut (chronische Bronchialkatarrhe), das CO bedingt die nervöse Grundlage, so daß vielleicht durch das Zusammenwirken dieser beiden Umstände das Asthma in dieser ausgesprochenen Form verursacht wurde.

Als im Verlaufe der Prozeßverhandlungen die Rede davon war, daß es sich um Vergiftungen vielleicht mit Azetylen und seinen Verunreinigungen handeln könnte, wurden sofort von beiden Parteien Berichte eingereicht; von der Fabrik, daß das Azetylen bekanntlich ungiftig sei; vonseiten des Beschädigten werden Beobachtungen aus dem Kriege geltend gemacht, wo Soldaten in Unterständen mit Azetylenapparaten bewußtlos wurden und schwer erkrankten, was man auf den hohen Azetylengehalt der Luft zurückführte; also ganz verschiedene, zur Hauptsache in guten Treuen vorgebrachte Angaben bei einer Erkrankung, die nach den Symptomen eine Spontanerkrankung sein konnte, wo nur die Schwere der Allgemeinsymptome und Art der Rezidive verdächtig war. Es hat aber hier niemand daran gedacht, daß Karbid zur Kriegszeit oft aus ganz schlechtem Kohlenmaterial hergestellt wird und daß es giftige Substanzen abgeben kann, in erster Linie Phosphorverbindungen (vgl. das früher erwähnte). Lewin hat kürzlich für das Reichsversicherungsamt einen ganz analogen Fall begutachtet. Er ist dort ebenfalls zum Schluß gekommen, daß das Karbid neben dem Azetylen PH_3 entwickle, dessen Wirkung sowohl Bronchitis wie die Allgemeinsymptome erkläre.

Der Fall ist z. Z. noch nicht abgeschlossen.

3. Ein früher gesunder Mann erkrankte allmählich an Erbrechen, Brechreiz, Beklemmungen, großer Ermüdbarkeit. Die objektive Untersuchung ergibt erhöhte Reflexe, Puls 110 bis 130, auch in Ruhe, sehr klein und weich. Klappende laute Herztöne. Er ist in einer Strohhutglätterei beschäftigt und an, daß sein Arbeitsplatz stark nach Benzin rieche. Nun macht aber reines Benzin kaum solche nervösen Erscheinungen, da es erst in großen Mengen akute Reizerscheinungen verursacht ohne weitere Nachwirkungen. Technisch werden heute nie reine Produkte verwendet. Man trifft immer andere Kohlenwasserstoffe, vor allem Benzol und seine Homologenstoffe von oft ungesättigtem Charakter. Dann spielen in diesem Falle sicher die Verbrennungsgase mit einem beträchtlichen Anteil von CO eine wichtige Rolle, so daß wir es hier vorwiegend mit einer chronischen CO-Wirkung zu tun haben, neben Benzinwirkung.

Der Fall wurde mehrere Jahre hindurch als Benzinvergiftung behandelt; er wurde wiederholt von den Versicherungen abgewiesen, weil es hieß, man finde keine Zeichen einer Benzinvergiftung, sondern es werde sich wohl um eine Neurasthenie handeln, wie fast alle chronischen Vergiftungen ohne schwerste Symptome bezeichnet werden. (Es erkrankten andere an analogen Symptomen. Arbeit mit vielen Gazolinflammen ohne Abzug.)

4. In einer ganz großen elektrischen Fabrik erkrankten sukzessive zwei Metallgießer bei derselben Arbeit. Die Krankheitsbilder waren ziemlich ähnlich, aber sehr unklar. Sie hatten allgemein nervöse Erscheinungen, Schwindel, Kopfschmerzen, Depressionen mit nervösen Gefäßstörungen. Der Blutbefund zeigte nichts Charakteristisches. Beide hatten ein ausgesprochenes feinschlägiges Zittern. Das schnelle Auftreten beider Erkrankungen, die ganz fieberlos verliefen, sprach für Vergiftungen im Betriebe. Die Arbeiter hatten häufig Legierungen mit Antimonzusatz zu machen. Daneben verarbeiteten sie Kupfer, Zink und große Mengen Blei. In erster Linie waren sie aber zeitweise Rauchgasen ausgesetzt. Erscheinungen einer Metallvergiftung

ließen sich hier nicht nachweisen. Dagegen ist das CO wohl für die nervösen Symptome als Ursache anzusehen. Es ist aber vielleicht dem Ausbruch von Bleisymptomen zuvorgekommen, infolge seiner großen Dosis und akuten Wirkung; blieb aber wegen seiner Unsichtbarkeit lange Zeit unbeachtet. Ein verbessertes Abzugsrohr hat genügt, daß keine weiteren Vergiftungsfälle mehr auftraten. Der Tremor hat bei älteren Leuten, zumal wenn sie Alkoholiker sind, an sich einen recht verschiedenen Charakter. Dieser, in der Disposition des Menschen liegende Tremortypus kann nun durch Gifte leicht ausgelöst, aber auch modifiziert werden. Es ist aber sehr schwierig, Tremor von Blei- oder CO-Vergiftungen unter solchen Umständen mit Sicherheit auf das eine oder andere Gift zurückzuführen. Am ehesten ist dies nach unseren Beobachtungen noch möglich bei der von Quecksilber verursachten Tremorart (Pieraccini).

5. Ein Maler war schon längere Zeit bleikrank, hatte aber in den letzten Jahren keine weiteren Symptome mehr. Es folgte nun eine neue Erkrankung mit Krämpfen, Bewußtlosigkeit neben kolikartigen Leibschmerzen bei abwechslungsweisen Diarrhöen und Verstopfungen; der Appetit sehr schlecht, häufiges Erbrechen, deutliche Druckempfindlichkeit hauptsächlich links im Unterbauch. Das war das Bild, was er bei einer Untersuchung zwei Jahre nach Beginn der Erkrankung zeigte. Zudem gibt er an, daß er in diesen zwei Jahren über 35 Pfund abgenommen habe. Er klagte nun weiter, daß er anfänglich bei der Arbeit Kopfschmerzen, Schmerzen und Ziehen in Gelenken und Muskeln, Nebelsehen hatte, Rauschgefühl, besonders abends. Andere Arbeiter hätten ähnliche Erkrankungserscheinungen gehabt und seien deswegen aus der Fabrik ausgetreten, während er aus finanziellen Rücksichten an seiner Stelle festhielt. Er beschuldigte als Ursache seiner Erkrankung eine neue Farbe mit süßlichem ekligem Geruch. Weil der Mann früher bleikrank gewesen war, war man geneigt, diese neuen Symptome als Folge einer Bleineurasthnie „mit chronischem Darmkatarrh" zurückzuführen. Dabei magert man nicht 35 Pfund ab. Wenn wir bedenken, wie in modernen Lacken oft eine Reihe der schädlichsten Gifte, wie Schwefelkohlenstoff, ungesättigte Verbindungen der Benzolreihe, welche langandauernde nervöse Nachwirkungen bewirken können, enthalten sind, so werden wir wohl auch in diesem Falle an eine Giftwirkung durch die modernen Lacke denken dürfen. Leider konnte der Fall nicht weiter untersucht werden, da, wie so oft in ähnlichen Fällen, die Fabrik eine Untersuchung ängstlich vermied und sich mit dem Geschädigten gütlich abfand, nachdem unser Befund über die Ursachen vorlagen.

6. Ein Arbeiter erkrankt an plötzlichem Auftreten von sehr starkem Kopfweh, zunehmendem Sehstörungen mit Nebelsehen und Doppelbildern, sehr großer Reizbarkeit, starker Schmerzhaftigkeit der Beinnerven, — Reflexe an den Beinen herabgesetzt. Der Mann hat Schwierigkeiten zu gehen und kann bei geschlossenen Augen nicht stehen. Der Arzt dachte an Alkoholismus. Es fand sich aber, daß der Erkrankte längere Zeit mit Lösungen von Brommethyl in Methylalkohol zu tun gehabt hatte. Der Verlauf der Erkrankung war ein sehr protrahierter, wie ja bei den Brommethylvergiftungen überhaupt.

Die Bilder von Brommethylvergiftungen sind ungeheuer mannigfaltig. Es sind eklamptische Anfälle beobachtet worden (Schuler), bald Übelkeit und Schwindel allein (Jaquet), auch Lähmungen. Fast in allen Fällen treten starke Störungen vonseiten des Sehnervs hervor mit Doppelsehen. Das technische Brommethyl ist immer mit andern Stoffen, zum mindesten mit Lösungsmitteln vermischt, vor allem mit Methylalkoholen. Gerade die Augensymptome haben sehr große Ähnlichkeit mit denjenigen von Methylalkoholvergiftungen, so daß Lewin und Guillery die Augenstörungen bei Brommethylvergiftungen direkt als Folge einer Methylalkoholvergiftung ansprechen. Bei einer neueren Brommethylvergiftung (publiziert von Steiger) beobachteten Steiger und Zangger später schwere Störungen mit allen Zeichen organischer Brandläsionen und einer starken Reizbarkeit. (Verdampfung von großen Mengen Methyläther-Brommethyl.

7. Ein Arbeiterpaar wohnt über einem Laboratorium. Die Frau war früher lungenkrank, aber seit einigen Jahren vollständig ausgeheilt. Im Verlaufe des Winters erkrankte sie an unmotiviertem Erbrechen, chronischem Kopfweh und Schwindel. Die objektive Untersuchung war vollständig negativ, auch keine Schwangerschaft. Ebenso hatte der Mann von Zeit zu Zeit Übelkeit. Die Symptome waren also äußerst unbestimmt, so daß ein bestimmter Schluß auf eine Ätiologie nicht direkt gezogen werden konnte. Nun fällt aber bei einer Inspektion der Wohnung auf, daß im Zimmer ein starker Geruch nach Schwefelwasserstoff war. Unter der Wohnstube war nämlich direkt über der Kapelle das chemische Laboratorium angebracht, in der viel Schwefelwasserstoffdämpfe zur Entwicklung kamen. Man geht wohl nicht fehl, wenn man diese Erkrankung als eine Vergiftung von aus der Kapelle entwichenen Gasen bezeichnet. Was alles für Stoffe in Betracht kommen, läßt sich unmöglich entscheiden, denn gerade hier in diesem Beispiel zeigt sich wieder, wie beschränkt der Organismus in seinen Reaktionen ist. Ein Wohnungswechsel wegen Reparaturen hatte die sofortige Besserung der beiden Erkrankten zur Folge.

Wir haben eine Reihe von kombinierten Vergiftungen erlebt, wo sich die Diagnose oder wenigstens die bei chronischen Vergiftungen wohl allein mögliche Wahrscheinlichkeitsdiagnose auf zwei oder mehr Gifte mehr oder weniger sicher aus den Symptomen ableiten ließen und später durch Analysen der Gelegenheit bestätigt werden konnten. Wir haben aber gesehen, wie gerade bei kombinierten Vergiftungen äußerst unklare Krankheitsbilder entstehen, einmal bedingt durch pharmakologische Eigenheiten des Gemisches, dann durch die besonders geartete Reaktion des menschlichen Körpers, der eine bestimmte Vergangenheit besitzt. Für den Laien und speziell für den Juristen ist es manchmal unverständlich, warum es in der Mehrzahl der Fälle nicht gelingt, aus den Symptomen die sichere Anwesenheit der Gifte zu erkennen und das Gift zu fassen. Man bedenkt eben zu wenig, daß die uns auffälligen Symptome des menschlichen Organismus durch die Störung der Organfunktion auch beschränkt sind, so daß die vielen Abstufungen, die man durch Giftkombinationen a priori erwarten sollte, an äußerlich faßbaren Symptomen gar nicht zum Ausdruck kommen. Es ist oft nur dann möglich, einigermaßen Klarheit in solche Fälle zu bringen, wenn die ganze Situation eine genaue Berücksichtigung findet (akute Erkrankungen ohne Fieber, gruppenweise Erkrankungen, Rezidive unter gleichen Bedingungen usw.). Bei akuten Erkrankungen sind die ersten Symptome recht oft eigenartig genug, daß sie wenigstens den Verdacht an eine bestimmte Vergiftung erregen sollten, besonders wenn sich trotz eingehender Untersuchung keine andere Erkrankung als Ursache finden läßt. Wie es nun fast selbstverständlich ist, daß man bei Fieberkrankheiten nach dem Erreger fahndet, so ist bei solchen Vergiftungsfällen direkt unbedingte Notwendigkeit, das Arbeitsmilieu eingehend zu analysieren, um die physiologischen Aufnahmemöglichkeiten von Giften durch den Nachweis derselben in der Umgebung der Erkrankten zu beweisen und um die entsprechenden Bedingungen, unter denen sie auftreten und einwirken, festzustellen. Erst dann wird die Diagnose vollständig, wenn Vorkommen und Auftreten der aus den Symptomen erwarteten Gifte im Betrieb entdeckt sind oder wenn festgestellt ist, daß schädigende Stoffe aus physikalischen und physiologischen Gründen bei der betreffenden Arbeit haben zur Einwirkung gelangen können. Es müssen also die mit allen diagnostischen Hilfsmitteln analysierten Symptome ständig verglichen werden mit der Masse und den genauen Verhältnissen der einwirkenden Stoffe, deren Form nnd Zugänglichkeit, unter eingehender Berücksichtigung der Reinlichkeit und sonstigen allgemeinen hygienischen Verhältnisse. Schon Ramazzini sagt: Wenn ein Arbeiter mit unklaren Erkrankungen zu dir kommt, so frage ihn zuerst nach seiner Arbeit, und du wirst in vielen Fällen eine Vergiftung finden können. Allerdings ist die in diesen Worten liegende Anforderung an die Ärzte eine sehr große, mit dem Fortschreiten der Technik und der Kenntnisse immer größer werdend. Eine Übersicht über die moderne Technik mit ihren mannigfaltigen versteckten Vergiftungsmöglichkeiten ist, wenn heute überhaupt, nur ganz wenigen Ärzten möglich, und die Ärzte haben im allgemeinen wenig Gelegenheit, sich über solche Krankheitsbilder zu orientieren. Wenn man selbst viele solche Untersuchungen macht, ist man eigentlich nicht erstaunt, daß so wenig Einzelfälle genauer untersucht sind; denn sie erfordern eine ganz spezielle Einstellung des Denkens und setzen große Kenntnisse auf technischem und chemischem Gebiete voraus, eingeschlossen der Wechsel, die Geheimverfahren, die Möglichkeiten. Es ist aber doch unbedingt nötig, daß gerade der Arzt diese technischen Untersuchungen leitet, entgegen einer zur Zeit herrschenden Strömung, welche diesen Teil der Aufklärung des Falles durch rein technische Expertisen unter juristischer Leitung ausführen lassen möchte. Denn der Arzt allein hat die Vorbildung und die entsprechende Methodik, an Hand der rein medizinischen Befunde, den materiellen Tatbestand zu analysieren und die richtigen Fragen zu stellen und vor allem die Befunde zusammen zuletzt richtig zu bewerten und dadurch einerseits Diagnose und kausales therapeutisches Vorgehen zu sichern, andererseits die Konsequenzen für die Prophylaxe der Zukunft und der Gesetzgebung zu ziehen.

Wir wollen nun noch auf einige spezielle Schwierigkeiten und Fehler in der Untersuchung und Bewertung der Situation eingehen. Die Fehler liegen einmal in falschen Präsumptionen vonseiten des untersuchenden Arztes, andererseits in ungenügender Kenntnis des Materials resp. der zur geringen Beachtung, dessen Flüchtigkeit, Veränderlichkeit.

Schwierigkeiten in der Untersuchung des Milieus, falsche Angaben der Arbeiter, deren Gründe und Bedeutung.

Die Vergiftungen sind relativ leicht bis in die Wurzeln zu verfolgen, wenn man einerseits aus den Symptomen auf große chemische Gruppen schließen kann, und wenn andererseits das gesamte Material zugänglich ist, so daß man alle Stoffe auf ihre Verdächtigkeit untersuchen kann.

Viele Giftstoffe sind in Betrieben vorhanden, ohne daß jemand eine Ahnung davon hat; sei es, daß sie durch Fälschungen, durch Betriebsfehler hineingelangen, sei es, daß ihre Schädlichkeit überhaupt nicht bekannt ist. Die Angaben der Betriebsleitungen über die zur Verwendung gelangenden Giftstoffe sind sehr oft, selbst wenn sie in guten Treuen gemacht werden, lückenhaft und können nie eine objektive medizinisch orientierte Untersuchung ersetzen. Wir haben wiederholt Fälle erlebt, wo die Betriebsleitung vollständig unorientiert war darüber, ob ihre neuen Verfahren gesundheitsgefährlich seien oder nicht. In anderen Fällen hat der Fabrikleiter direkt Interesse daran, eine Untersuchung zu umgehen oder zu verhindern, hauptsächlich aus Angst vor der Preisgabe des Fabrikgeheimnisses. Wir beobachteten kürzlich einen Fall von Vergiftung, bei dem es uns bis jetzt vollständig unmöglich war, irgendwelche Klarheit über die Ätiologie herauszubringen. Es handelte sich um den Leiter einer kleinen chemischen Fabrik, der wahrscheinlich bei einer Explosion oder sonstigen Betriebsstörung sich vergiftete; aber trotz schwerer Bewußtseinsstörungen und Aufregungszuständen hielt der Betreffende mit großer Zähigkeit am Fabrikgeheimnis fest, und wir konnten nicht herausbringen, mit was für Stoffen er zu tun gehabt hatte. Es standen uns auch keine weitern Informationen zur Verfügung, da die Einrichtung ganz neuartig und Geheimnis war, wie eben heutzutage so viele chemische Prozesse. Ähnliche Erfahrungen haben wir in der letzten Zeit eine große Anzahl gemacht. Es handelt sich hier meistens um die kleinen, oft ephemeren Betriebe resp. kleine Fabriken, die seit dem Kriege wie Pilze aus dem Boden hervorschießen. Sie arbeiten oft mit großen Mengen sehr gefährlicher Stoffe, sehr oft unter ganz schlechten hygienischen Bedingungen und haben Grund, der Fabrikinspektion auf irgend eine Weise zu entgehen. Die Untersuchungsorgane werden absichtlich falsch orientiert oder nur halb unterrichtet, frühere Vergiftungsfälle dreist abgeleugnet, nach Unfällen wird alles möglichst schnell entfernt, neue Produkte verwendet, die Verfahren gewechselt, so daß die Untersuchungsorgane eine Situation antreffen, die gar nicht mehr derjenigen zur Zeit des Unfalles, resp. der Vergiftungsgelegenheit entspricht.

Die Angaben der Arbeiter sind in den meisten Fällen ungenau und direkt irreführend. Ist schon für den Betriebsleiter die Übersicht über die Kompliziertheit der Vorgänge manchmal schwierig, so ist noch um so mehr für den Arbeiter eine genaue Kenntnis der verwendeten Stoffe und ihre Gefahren ausgeschlossen. Der Großbetrieb bringt es mit sich, daß selbst bei gesundheitsschädigenden Prozessen ungelernte Arbeiter verwendet werden, denen man nur schematische allgemeine Anweisungen gibt und die man auf bestimmte Manipulationen und Beachtung von Zeichen eindressiert. Die Substanzen selbst sind für diese Leute nur Nummern, die Vorschriften verstehen sie nicht innerlich und sehen ihre Gründe nicht ein, und wenn die Schutzmaßnahme eine Unbequemlichkeit ist, so wird sie meistens vernachlässigt. In vielen Fällen werden die Leute auch absichtlich (gegen das Gesetz) über die Gefahren bei der Arbeit nicht aufgeklärt, einmal aus Angst, man könnte sie nutzlos kopfscheu machen, dann wieder aus Gründen des Fabrikgeheimnisses. So kann der Arbeiter mit dem besten Willen meistens nur mangelhafte Angaben machen. Die Stoffe sind ihm nur unter falschen Namen bekannt. Die Eigenschaften, die in die Augen springend sind, Geruch, Rauch usw. betrachten sie oft als schädlich und verkennen dabei den wirklich schädlichen Stoff, der keine augenfälligen, aufdringlichen Eigenschaften aufweist. Wir dürfen also aus offenbar unrichtigen Angaben der Arbeiter über den Vorfall einer Vergiftung keine Schlüsse ziehen auf Simulation oder Böswilligkeit. Im Gegenteil sprechen derartige unrichtige Angaben der Arbeiter eher für ihre Ehrlichkeit, weil sie sich über die richtigen Vergiftungsmöglichkeiten, wie das sonst naheläge, nicht orientiert haben (Lewin).

Falsche Präsumptionen vonseiten des zuerst untersuchenden Arztes.

I. Man glaubt eine Vergiftung ausschließen zu dürfen.

Allgemein herrscht in der Medizin die Tendenz, nach analogen Erfahrungen und Statistiken in erster Linie bestimmte Schlüsse zu ziehen und nach diesen die neuen Erfahrungen zu betrachten. Die Gefahr einer jeden derartigen Präsumption liegt aber in ihrer Abgeschlossenheit; statt daß sie zur Vertiefung des Kausalzusammenhanges anregt (wie eine erste Hypothese), enthebt sie der Pflicht, die Kausalzusammenhänge zu suchen. Nun haben gerade in der gerichtlichen Medizin die früheren Präsumptionen (Wahrscheinlichkeitsschlüsse) in den letzten Jahren ganz durchgreifende Kritik erfahren, und dies gilt besonders auch im Beurteilen von Vergiftungen im Gewerbe. In den letzten Jahrzehnten hatte man sich allmählich bekannt gemacht mit den verschiedenen Industrien. Man konnte sie in Gefahrenklassen einteilen, und es ließ sich mehr oder weniger voraussehen, in welchem Betriebe diese oder jene Gefahr bestehe, d. h. die Industrien waren gewissermaßen nach Gefahren charakterisiert. Aber durch gewaltige Veränderungen in der Industrie der letzten Jahre ist eine derartige scharfe Abgrenzung und Charakterisierung in vielen Fällen überhaupt nicht mehr denkbar, wo man sie schematisch beibehält, materiell grundfalsch. Wir erinnern nur an die mannigfachen Wandlungen in der Kunstseide-, Kautschuk- und Celluloidindustrie (plastische Massen), wo je nach den Verfahren und den verwendeten Stoffen bald geringe, bald sehr große Gefahren herrschen. Es geht nicht mehr an, einfach a priori von einer Industrie, die früher „ungefährlich" war, auch weiterhin auf Grund eines Endprodukts zu behaupten, daß sie es bleiben werde, und es ist ein verhängnisvoller Fehler, wenn der Arzt eine Vergiftung ausschließen zu können glaubt, in der Annahme, daß diese Fabrikation ja z. B. 1912 keine in der Giftliste als gesundheitsgefährlich bezeichneten Stoffe verwendet habe. Durch den Aufschwung der Ersatzprodukte, durch den Wechsel der Verfahren infolge des Rohstoffmangels entstehen stetig wechselnde Situationen. Ein Vergiftungsfall, den wir kürzlich sahen, wurde von mehreren Seiten abgewiesen, weil man sagte, der Mann arbeite in einer Fabrikation, bei welcher ja keine in der Giftliste erwähnten Stoffe zur Verwendung kommen. Man hat eben die Gewohnheit, wenn man ein Verfahren zu kennen glaubt, nicht nach den möglichen Modifikationen zu fragen, und man vergißt vollständig, daß an Orten, wo gestern noch ohne Gifte gearbeitet wurde, sich heute ein sehr schädlicher Stoff eingeschmuggelt haben kann.

Auch der Einwand, daß ein angeschuldigtes Produkt schon seit langer Zeit ohne jegliche Schädigung verwendet werde und daher sicher ungefährlich sei, kann nicht ohne weiteres überzeugen. Denn viele Stoffe wirken einmal nur langsam schädlich; sie kommen vielleicht durch Betriebsvermehrung plötzlich in verstärktem Maße zur Einwirkung, oder sie erhalten durch Kombination mit andern Giften einen schädigenden Einfluß. Viele Produkte werden auch nur zeitweise verarbeitet, so daß keine ostentativen Schädigungen auftreten. Nicht zu vergessen ist auch, daß die Arbeiter bei neuen, in ihrer Gefährlichkeit unbekannten, aber verdächtigen Stoffen sich allgemeiner Schutzmaßregeln bedienen, die dann aber mit der Zeit, wenn nichts passiert, vernachlässigt werden. In andern Fällen müssen verunreinigte Produkte verwendet werden, oder werden unbemerkt verwendet, wie wir an den Karbidbeispielen zeigten. In allen diesen Fällen zeigt sich die Gefährlichkeit oft nur ganz langsam, und manchmal nur bei der Verwendung in ganz anderen Betrieben. In solchen Fällen kann nur eine sorgfältige, wissenschaftlich vollständige und objektive Untersuchung, die gänzlich vorurteilsfrei an die Situationen herangeht, Aufklärung bringen und zur Diagnose wie zu Schutzmaßnahmen führen. Die durch die Technik bedingten Vergiftungen sind notgedrungen fast immer nur durch eine Reihe von Wahrscheinlichkeitsschlüssen aufzuklären, weil die Situationen so rasch wechseln und die Ursachen oft in transitorischen Betriebsstörungen liegen.

Oder:

II. Die Untersuchung begnügt sich überhaupt mit der Feststellung (sogar der Annahme) eines einzigen Giftes im Milieu, ohne sich die Frage nach anderen Giften vorzulegen.

Diese hemmende Präsumption liegt begründet in dem Prinzip der **Einheitsdiagnostik**, d. h. der Rückführung eines Krankheitszustandes auf **einen einzigen** chemischen, physikalischen oder biologischen Grund. Natürlich ist es Pflicht, womöglich die Einheitsdiagnose anzustreben; diese Tendenz ist aber dem Arzte oft so sehr in Fleisch und Blut übergegangen, daß er nur mit Mühe sein Denken anders einstellen kann, d. h. in Fällen, wo die Einheitsdiagnose nicht ausreicht, nach mitkonkurrierenden Ursachen zu fragen. So macht man häufig die Beobachtung, daß die Diagnose auf Vergiftung gemacht wird, wenn man im Betrieb „überhaupt einen giftigen Stoff" vorfindet, ohne die weitere Frage zu diskutieren, ob dieses Gift im speziellen Fall wirklich der schuldige Stoff gewesen ist oder sein kann, ob es die alleinige Ursache war, oder ob nicht noch andere Gifte usw. mitgewirkt haben. Meistens wird irgendeine aufdringliche Substanz, die sich durch ihren Geruch, durch Reizsymptome unangenehm bemerkbar macht, als Grund einer Erkrankung angenommen, zumal, wenn man weiß, daß diese Substanz **auch** giftig sein kann (Ammoniak, Schwefelwasserstoff, Benzol und Benzin usw.). Aber gerade die gefährlichen Gifte machen sich auf diese Art nicht bemerkbar, denn viele riechen und schmecken gar nicht, manche sogar angenehm, oder kommen ungeahnt an den Körper heran (CO, Blei, Arsen, Nitrokörper). Immer wieder stoßen wir auf Fälle, wo ein Krankheitsbild auf sinnlich auffällige im Betrieb vorkommende, vielleicht in hohen Konzentrationen giftige Stoffe bezogen wird, währenddem die wirklich giftige Substanz übersehen wird. Unsere Sinne lassen uns eben oft im Stiche und können uns sogar täuschen über die Bedeutung und den quantitativen Anteil eines Giftes im Zusammenwirken mehrerer. Aus diesen Gründen wird gerade das CO meistens übersehen, weil es jedes sinnlich faßbaren Zeichens entbehrt. Das gleiche Schicksal haben oft auch das Leuchtgas und giftige Gase, die durch Verunreinigungen entstehen (AsH_3, PH_3); aber auch andere Gifte werden verkannt, weil ihre Anwesenheit nicht in die Augen fällt, so daß sie selbst in großen Mengen verwendet werden. Ein krasses Beispiel dafür ist folgendes:

Ein Vorarbeiter einer Färberei und Wäscherei gründet eine sog. chemische Fabrik zur Herstellung eines Waschpulvers. Es mag hier erwähnt werden, daß während des Krieges in Deutschland über 3000 schädlich-gefährliche und die Wäsche angreifende Waschpulver in den Handel gebracht worden seien. In Wirklichkeit besteht diese Fabrik in einem schlecht gelüfteten Kellerraum mit Bretterboden, einigen Fässern und Säcken und Flaschen mit Chemikalien und einem Packraum. Hier wurden zwei ganz ungelernte Arbeiter beschäftigt, die 1- bis 2mal pro Woche nach einem bestimmten Rezept verschiedene Substanzen zu mischen hatten: das Material wird auf den Boden geschüttet, ein Arbeiter schaufelt es um, während der andere in der vorgeschriebenen Reihenfolge die übrigen Substanzen zugibt. Dabei erhitzt sich das Material stark. Die Substanzen bestanden aus Fett- und Ölrückständen, etwas Lauge, etwas Ammoniak und Geruchsessenzen. Die Arbeiter wechselten oft, weil sie sich in diesem Raume unwohl fühlten, infolge der sich entwickelnden, zum Husten reizenden Ammoniakdämpfe. Ein einziger blieb längere Zeit; auch er fühlte sich wiederholt unwohl und mußte zweimal zu Hause bleiben. Einmal bekam er nach dieser Arbeit, bei der es ihm auch wieder übel geworden war, zu Hause heftiges Erbrechen und Kopfweh; es fiel auf, daß er besonders im Gesicht graublau verfärbt war. Dabei quälte ihn heftiger Husten, und in der Nacht starb er plötzlich. Vom Betriebsleiter und vom Arzte wurde übereinstimmend eine Ammoniakvergiftung angenommen; denn dieser unangenehme Geruch war das am meisten in die Augen Springende und wurde auch als gefährlich betrachtet. Die Sektion ergab aber etwas bräunliches Blut mit Methämoglobin, Thrombenbildung im rechten Herzen, leichte Nierenveränderungen, Rötung und Entzündung der Bronchien. Es handelte sich sicher nicht um eine bloße Ammoniakvergiftung. Das Ammoniak erzeugte nur die Reizsymptome der Schleimhäute; der schwere Verlauf aber der Erkrankung, sowie der physikalisch-chemische Blutbefund sprechen für ein anderes Gift, das sich auch bei späteren Untersuchungen in den Geruchessenzen vorfand; diese bestanden nämlich aus einer beträchtlichen Menge von unreinem Nitrobenzol, Mirbanöl. Es wurden ganz große Quantitäten dieses sehr gefährlichen Stoffes unter den primitivsten Verhältnissen verarbeitet, ohne daß jemand an eine Gefahr dachte, sondern allgemein wurde eine weit weniger gefährliche, aber auffällige Substanz als alleinige Ursache der Erkrankung betrachtet.

Der Schluß, der fälschlicherweise infolge mangelhafter Untersuchung des Milieus oder fehlerhafter Präsumptionen bei einem fraglichen Vergiftungsfall gezogen wird, kann doppelt sein: einmal wird das Krankheitsbild auf ein als wahrscheinliche Ursache gefundenes Gift bezogen, trotzdem es vielleicht gar nicht zum Bild passen will, weil eben das eigentliche Gift nicht erkannt wurde; oder man nimmt für die Krankheit eine andere, nicht toxische Ursache an. Die Krankheit geht dann unter falscher Diagnose (zur Krankenkasse) und wird symptomatisch behandelt. Das hätte an sich nicht so viel zu sagen, weil die Therapie auch bei richtiger Ätiologie vielleicht nicht anders wäre. Die kausal richtige Diagnose aber ist nach drei Richtungen hin ein wichtiger Ausgangspunkt aller Anordnungen:

1. Sie wird für die individuelle Prophylaxe und Heilung oft den einzigen und sicher den einfachsten Weg zeigen, weil man durch die Erkenntnis der materiellen, körperlichen Ursache, deren Herkunft und Eintritt in den Körper die Möglichkeit hat, die causa morbi auszuschalten.

2. Die Erkenntnis der Zusammenhänge zwischen Krankheit und Umgebung (Vergiftungsgelegenheit, Dosen usw.) ist die Grundlage der generellen Prophylaxe und damit der Ausgangspunkt für Schutzvorschriften, für Fabrikschutzgesetzgebungen, Giftschutz im allgemeinen usw.

3. Es ist die Haftpflicht im allgemeinen, wie das Arbeiter-Unfallversicherungsgesetz ganz ausschließlich beschränkt auf den vom Arzt ätiologisch richtig erkannten Kausalzusammenhang (Ort und Zeit der Giftaufnahme im allgemeinen und im speziellen, Vorkommen und Aufnahmegelegenheit des betreffenden Giftes). Zu beachten ist ferner der Mangel an Schutzeinrichtungen, persönliche Empfindlichkeit usw. (Art. 68 Schweiz. U.V.G. 1911. Novelle von 1915 der I. Verordnung zum Schweiz. Unfallversicherungsgesetz, Art. 47.)

Die Bedeutung des Unfallversicherungsgesetzes.

Nach dem Schweiz. U.V.G. sind viele chemische Vergiftungen in Betrieben als Unfallskrankheiten zu betrachten und damit entschädigungspflichtig. Nach Art. 68 des S.U.V.G. ist für die Subsummierung unter die entschädigungspflichtigen Berufserkrankungen die Voraussetzung, daß die Erkrankung „vorwiegend oder ausschließlich" durch eines der in einer speziellen Liste enthaltenen Gifte entstanden sei. Wir stehen also in der Schweiz auch rechtlich vor der Notwendigkeit, uns heute Rechenschaft zu geben, ob die Diagnose von kombinierten Vergiftungen unter Zuhilfenahme aller Untersuchungsmöglichkeiten zu erreichen ist. Darin stellt das S.U.V.G. eine gewaltige Anforderung an die Ärzte, da es in vielen Fällen eine Unmöglichkeit ist, zum voraus die Wirkungsweise eines gewerblichen Giftes zu bestimmen oder aus den vorhandenen Symptomen auf Menge und Art des Giftes zu schließen. Wir müssen aber doch betonen, daß unter Berücksichtigung der ganzen Situation wenigstens klinische Diagnosen von akuten Vergiftungen in vielen Fällen möglich sind, daß zur Deckung eines Kausalzusammenhanges einer Krankheit mit der Arbeit eine gleichartige Reaktion bei verschiedenen Menschen zusammen im gleichen Betriebe den Verdacht auf toxische Ursache lenken muß (hauptsächlich bei akuten, nicht traumatischen Erkrankungen ohne Fieber und von inadäquat schlechtem Aussehen). In solchen Fällen ist es Pflicht des Arztes, die Diagnose ätiologisch in alle Details zu vertiefen. Das braucht allerdings eine spezielle Einstellung des Denkens. Die Ärzte, wie überhaupt der ganze medizinische Unterricht unterstehen heute noch in sehr hohem Maße suggestiv der rein morphologischen Vorstellungsweise. Eine sehr große Anzahl von Krankheiten ist ja überhaupt, selbst mit allen Hilfsmitteln, nur vom histologisch resp. morphologisch analysierten Krankheitsbild aus aufzubauen, während man über die Ursache dieser morphologischen Eigenart, z. B. durch chemische oder physikalische Prozesse, vollkommen im Unklaren ist. Die anatomische Diagnose bietet natürlich große Vorteile dadurch, daß sie objektiv und auf lange Zeit hinaus kontrollierbar ist. Aber gerade in rechtlicher Beziehung ist sie für sich allein ungenügend und meist als solche hier wirkungslos.

Gerade in Fällen, wo die Therapie versagt, erreichen die gesetzlichen Konsequenzen einer richtigen ätiologischen Diagnose den Höhepunkt des Interesses und ein Maximum der Wirkung in sozialer rechtlicher Hinsicht.

Wir haben betont, wie durch Giftkombinationen äußerst unklare und unbestimmte Krankheitsbilder entstehen können, wie die bestehenden kleinsten noch morphologisch faßbaren Symptome ebenso gut durch eine andere, nicht toxische Ursache entstehen könnten. Wir haben ferner auch die Schwierigkeiten bei Untersuchungen des Milieus erwähnt und auf einige Fehler hingewiesen, welche häufig verhängnisvolle Irrtümer von rechtlichen Folgen zeitigen. Das Gesetz muß sich aber auf die Ärzte verlassen können, weil eben niemand anders als der Arzt Mittel und Wege zur Verfügung hat, wie sie die richtige Anwendung des Gesetzes erfordert, und wir lassen als Ärzte Ungerechtigkeiten entstehen, wenn wir durch fehlerhafte Untersuchungen die Ätiologie nicht genügend vertieft haben.

In dieser Hinsicht sind es namentlich Erscheinungen vonseiten des Nervensystems, die nach unsern Erfahrungen besonders häufig zu Ungunsten des Kranken verkannt werden. Die Mehrzahl der Gifte greift das Nervensystem auf irgendeine Art und Weise an (Fettlöslichkeit, ungesättigte Formen) und hinterläßt chronische Nachkrankheiten. Wir wollen es dahingestellt sein lassen, ob das Gift selber bleibende spezifische Symptome macht oder ob es nur eine im Nervensystem gewissermaßen vorgebildete Anlagen zur Auslösung bringt. Sicher macht das Gift gerade vor den kräftigen Konstitutionen so wenig Halt wie die Grippe. Nur zu oft aber wird die Giftwirkung überhaupt verkannt und die Erkrankten als reine Neurastheniker und autosuggestive, ängstliche Hysteriker betrachtet. Wir müssen uns daran erinnern, was für Wandlungen z. B. die Erkennung der Krankheitsbilder allein der Schwefelkohlenstoffvergiftungen erlitten haben (1890—1918). Ursprünglich wurde ja bei der Beobachtung der CS_2-Vergiftungen überhaupt nur Hysterie als Grundlage angenommen, und man behauptete, die Vergiftung sei eine Hysterie, und erst in neuerer Zeit erkannte man, daß diese hysteriformen Erscheinungen eine direkte Folge der schwersten Formen der CS_2-Wirkungen seien, auf Augen, Nervensystem usw. Die Gifte verteilen sich durch das Blut im ganzen Körper und lokalisieren sich nach ihren Lösungseigentümlichkeiten und Oberflächenaktivität – darüber kann kein Zweifel bestehen. So kann auch eine starke elektive Wirkung im Nervensystem zustande kommen. Die Voraussetzung der Reaktion des Nervensystems ist also prinzipiell anders, als bei Hysterien und reinen traumatischen Neurosen, wo sie wesentlich in der Autosuggestion usw. liegt. Daneben müssen wir bedenken, daß alle Veränderungen im Nervensystem, und vor allem die toxischen, gerade die Suggestibilität stark erhöhen. Aber auch dafür liegt die Ursache in der toxisch veränderten Hirnstruktur. Wir haben in der letzten Zeit eine ganze Reihe von Vergiftungsfällen erlebt (durch moderne Lacke bei Malern, durch unreine Lösungsmittel usw.), die Jahr und Tag als Neurastheniker behandelt wurden. Wenn die Ärzte auch an Vergiftung dachten (Blei), so fanden sie doch keine spezifischen Symptome und glaubten einfach dadurch die Erkrankung auf eine nicht toxische Ursache nervöser Art zurückführen zu müssen.

Eine weitere Schwierigkeit in der richtigen Beurteilung von kombinierten Vergiftungen stellt das S.U.V.G. in Art. 91, der verlangt, daß bei mitkonkurrierenden nicht gewerblichen Ursachen eine Reduktion der Entschädigung einzutreten hat. Es wird in vielen Fällen unmöglich sein, bei kombinierten Vergiftungen den Anteil der einzelnen Faktoren genau zu analysieren und in Prozenten abzuschätzen. Sehr schwierig werden die Fälle, wo sich solche Vergiftungen, besonders chronischer Art mit Organerkrankungen anderer Art vergesellschaften (spz. Syphilis, Arteriosklerose, Nephritis, Alkoholismus). Gerade weil der Grad der Giftschädigung bei kombinierten Vergiftungen oft unmöglich zu schätzen ist, so ist in solchen Fällen auch die Trennung zwischen Betriebskrankheit und Nichtbetriebskrankheit oft undurchführbar. Wie soll z. B. folgender Fall taxiert werden:

Ein Arbeiter erkrankt an eigentümlichen Würgsymptomen. Er ist ein Messinggießer und arbeitet viel mit Antimon und Messing. Dabei war er der Dampf- und Staubentwicklung, „vor allem beim Oxydieren" ausgesetzt. Das Symptomenbild war äußerst unklar. Die Blutuntersuchung ergab starke Eosinophilie. Alkoholismus war ausgeschlossen. Man dachte an Tumor, Urämie und Meningitis. Nach achtzehn Wochen starb er an Miliartuberkulose. Bei der Sektion ergab sich kein Anhaltspunkt zur Bestätigung der Annahme der Antimonvergiftung. Es warf sich nun die Frage auf: handelt es sich hier um eine Vergiftung, auf Grund deren die Miliartuberkulose günstigen Boden fand zur Entwicklung, oder dürfen wir hier eine Vergiftung ausschliessen, weil wir ja keine bestimmten Symptome dafür haben, außer einem Blutbild, das für einen Reizzustand spricht, wie man ihn aber auch bei Würmern, Epitheltumoren, Scharlach findet. Als Antwort muß man wohl hier ohne weiteres ein non liquet setzen.

In solchen unklaren Fällen ist es wohl oft unbillig, einen Entschädigungsanspruch glatt abzuweisen, nur aus dem Grunde, weil der Stand der heutigen Wissenschaft nicht einen Kausalzusammenhang zwischen Unfall und Krankheit herzustellen vermag. Wir müssen hier die Worte Sterns beherzigen, daß wir einen solchen Kranken nicht unter unserer Unkenntnis dürfen leiden lassen. Gerade diese chronisch Erkrankten werden unfallmedizinisch sehr große Schwierigkeiten machen. Die Leute setzten sich Jahr und Tag Gifteinwirkungen aus, die nur ganz langsam Erscheinungen machen, sie werden vorübergehend unwohl, aber gerade die guten Arbeiter verlassen deswegen die Arbeit nicht, auch bei bekannter Gefahr; so ist es dann nicht zu verwundern, wenn die Leute blasser werden, abmagern, bis sie schließlich einer akuten nicht toxischen Erkrankung anheimfallen, die auf Grund des geschädigten Körpers eintritt. Auch hier sollte doch Art. 91 GUVG. Kraft haben. Es ist Pflicht des Arztes, die Grundschädigung in Form der chronischen Gifteinwirkung zu erkennen. Aber gerade kombinierte Vergiftungen werden hier außerordentliche Schwierigkeiten verursachen, weil durch das Gift das Krankheitsbild häufig unklar ist und die Giftwirkung keine faßbaren Symptome hinterläßt und zurzeit der Krankheit ganz von einer Infektion oder autotoxischen Wirkung oder einer Organerkrankung zugedeckt ist.

Schluß.

Die Zahl der kombinierten Vergiftungen nimmt mit der Entwicklung der modernen Technik gewaltig zu. Als Hauptgründe sind dafür namentlich folgende zu erwähnen:

1. Die ungeheure Verbreitung von durch chronische Wirkung gesundheitsgefährlichen Stoffen in den verschiedenen Industrien. Fast in jedem großen Betriebe, zum mindesten in den Nebenbetrieben, entstehen, resp. wirken in irgend einer Form giftige Stoffe.
2. Unreine Produkte: Die Technik arbeitet selten mit chemisch reinen Stoffen. (Heute hat sie gar nicht mehr die Möglichkeit der Wahl.) Es sind Verunreinigungen mannigfacher Art, die teils durch mangelhafte Reinigung resp. verunreinigte Urprodukte, teils durch Wiederverwendung von schon bei anderen Prozessen gebrauchten und dabei verunreinigten Stoffen auftreten. Viele chemische Prozesse entwickeln als Nebenprodukte z. B. giftige Gase, welche, wenn sie in geringer Konzentration auftreten, vom Chemiker vernachlässigt werden, aber auf die Dauer einen gesundheitsschädigenden Einfluß haben können. Ersatzmittel mannigfacher Art und Fälschungen führen zu Situationen von kombinierten Vergiftungen, dadurch, daß nur noch der technische Zweck ins Auge gefaßt wird und die Nebenwirkungen vernachlässigt werden.
3. Besorgung vieler ganz verschiedener und wechselnder Arbeitsprozesse durch einen einzigen Arbeiter; völlige Unkenntnis der Arbeiter und oft auch der Betriebsleiter über die Gefährlichkeit der verwendeten Stoffe. Die Gefahren steigern sich besonders bei den kleinen Betrieben und ephemeren Fabriken, wo oft die primitivsten Schutzvorrichtungen fehlen, die auch nicht unter dem Fabriksinspektorat stehen, die sich verbergen, von Fälschungen, Schmuggel leben.
4. Starker Wechsel der Verfahren und Prozesse a) durch Konkurrenzzwang, b) seit dem Kriege vor allem auch durch Rohstoffmangel und Veränderung der Ausgangsprodukte, so daß eine Charakterisierung der Industrie nach diesen Gesichtspunkten der spezifisch chemischen Gefährlichkeit auf die Dauer gar nicht mehr möglich ist. Betriebe, die gestern noch ungefährlich waren, können heute sehr gefährlich sein. Der Wechsel der Verfahren wird nach außen gewöhnlich nicht bekannt, aus Sorge vor der Konkurrenz verschwiegen.

Die Schwierigkeiten in der Erkennung von kombinierten Vergiftungen sind im allgemeinen sehr groß und sind bedingt durch:

1. die oft atypischen Krankheitsbilder. Die experimentelle Pharmakologie über Giftgemische hat gezeigt, daß schon durch gleichzeitig wirkende Giftkombinationen ganz neue, eigenartige Reaktionen auftreten können. Vor allem addieren sich die Einzelwirkungen verhältnismäßig selten, dagegen haben wir mit potenzierten Wirkungen zu rechnen; durch Bildung neuer chemischer Stoffe treten Veränderungen der physikalischen und chemischen Bedingungen ein, die Wirkungen lassen sich bei den äußerst komplizierten Verhältnissen, nach denen im allgemeinen eine Giftwirkung im Organismus zustande kommt, nicht zum voraus berechnen.
2. Beschränkte Reaktionsmöglichkeiten des menschlichen Organismus; große individuelle Verschiedenheiten; Kombination mit Krankheiten nicht toxischer Art (vor allem Infektionen) welche das Vergiftungsbild modifizieren und verdecken können.
3. In der Schwierigkeit der Untersuchung des Milieus selbst. Die Anforderungen an die Kenntnisse des Arztes sind in technischer und chemischer Beziehung oft sehr groß und erfordern eine spezielle Einstellung des Denkens. Durch den Umschwung der modernen Technik ist es sehr

schwer, sich ein umfassendes Bild über die Gefahren in den einzelnen Betrieden zu machen. Durch Fabrikgeheimnisse und Widerstand der Betriebsleitung scheitert sehr oft eine genaue Analyse der Situation.

4. Vollständige Unorientiertheit der Arbeiter und sehr häufig auch der Betriebsleiter, wodurch der untersuchende Experte auf falsche Fährte geleitet wird.

Die Bedeutung der richtigen Erkennung von kombinierten Vergiftungen liegt neben den therapeutischen Konsequenzen vor allem in

1. Verbreitung prophylaktischer Maßnahmen. Es ist Pflicht, auf drohende Gefahren aufmerksam zu machen, damit von Staats wegen schützend eingegriffen werden kann. Die moderne Industrie läuft gerade in bezug auf kombinierte Vergiftungen großen Gefahren entgegen, aus den anfangs erwähnten Gründen. Die Gefahren werden allgemein nur durch Analyse von Schädigungen wirksam bewußt.

2. Durch die Unfallgesetzgebung stellt der Staat und das Gesetz an den Arzt die Forderung, daß er dieser diagnostischen Aufgabe nach Vermögen nachkomme, um Ungerechtigkeiten in der Gesetzesanwendung tunlichst zu vermeiden.

Es ist mir angenehme Pflicht, Herrn Prof. Zangger für die Anregung zu dieser Arbeit und das fortwährende lebhafte Interesse, das er während ihrer Ausführung entgegenbrachte, meinen herzlichsten Dank auszusprechen.

Literatur.

Bauer, Gesundheitsgefährliche Industrien. Jena 1903.
Breton, Les maladies professionnelles. Paris 1911.
Brissaud, Paralyses toxiques. Thèse Paris 1886.
Brouardel und Gilbert, Intoxications. Paris 1907.
Bürgi, Chemische Desinfektionslehre. Handbuch f. path. Migroorganismen v. Kolle u. Wassermann Bd. 3, 1913.
Bürgi, Über wirkungspotenzierende Momente in Arzneigemischen M. Kl. 1912, Nr. 50 u. 51; 1913, Nr. 9 u. 10; 1914, Nr. 27.
Bürgi, Anschauungen über Wirkungen von Arzneigemischen. Zschr. f. allg. Physiol. 1912, Bd. 14.
Bürgi, Die Wirkung der Arzneigemische. Bern 1914.
Caspar-Liemann, Prakt. Handbuch der gerichtl. Medizin. 1876.
Chantemesse und Mosny, Hygiène industrielle. Paris 1908.
Ferchland und Vahlen, Über Verschiedenheit von Leuchtgas- und Kohlenoxydvergiftung. Arch. f. exp. Path., Bd. 48.
Fischer, Tödliche gewerbliche Vergiftungen durch Trinitrotoluol. Zbl. f. Gew. Hyg. 1917.
Frei, Kombination von Desinfektionsmitteln. Zschr. f. Hyg. 1913, Bd. 75.
Gnehm, Über die gesetzlichen Schutzmaßnahmen gegen die gewerblichen Bleivergiftungen. Ger.-med. Diss. Zürich 1912.
Hauser, Beiträge zur Kenntnis der Co-Vergiftung. Ger.-med. Diss. Zürich 1914.
Heß, Erfahrungen über gewerbliche Intoxikationen, Ger.-med. Diss. Zürich 1911.
Keguliches, Über die Wirkung von Narkotikakombinationen bei Fröschen, Zschr. f. exp. Path. und Ther. 1916, Bd. 18.
Koelsch, Beiträge zur Toxikologie der aromatischen Nitroverbindungen. Zbl. f. Gew.-Hyg. 1917.
Koelsch, Giftwirkung des Zyanamids. Zbl. f. Gew.-Hyg. 1916.
Koelsch, Gesundheitliche Erhebungen über das Malergewerbe. Zbl. f. Gew. Hyg. 1913.
Koelsch, Gewerbliche Vergiftungen in der Flugzeugindustrie. M. m. W. Nov. 1915.
Lewin, Über Skopolamin-Chloralhydratnarkose. Zschr. f. exp. Path. 1916. Bd. 18.
Lewin, Krankheit und Vergiftung. Bl. kl. W. 41 u. 42.
Lewin, Nebenwirkungen der Arzneimittel.
Lewin u. Guillery, Die Wirkungen von Arzneimitteln und Giften auf das Auge. Berlin 1905.
Lehmann, Exp. Studien über den Einfluß technisch und hygienisch wichtiger Gase und Dämpfe auf den Organismus. Arch. f. Hyg.
Llopart, Erfahrungen über Vergiftungen durch nitrose Gase. Ger.-med. Diss. Zürich 1911.
Lüthi, Versuche über intravenöse Narkose mit Kombinationsmethoden. Zschr. f. exp. Path. u. Ther. 1916, Bd. 18.
Lomonosoff, Über die Beeinflussung der Wirkung narkotischer Medikamente durch Antipyretika. Diss. Bern 1911.
Meier, Gerichtlich-medizinische Erfahrungen über Vergiftungen. Ger.-med. Diss. Zürich 1917.
Neisser, Internationale Übersicht über Gewerbehygiene.
Placzek, Jahresbericht der Unfallkunde.
Panchaud, Über medizinische Fragen in der Unfallversicherung. Ger.-med. Diss. Zürich 1915.
Pometta, Gewerbehygiene und Berufskrankheiten, Bern 1917.
Rambousek, Gewerbliche Vergiftungen. Leipzig 1911.
Remund, Über die med. Bedeutung der Gefährdungsgesetzgebung. Ger.-med. Diss. Zürich 1916.
Roos, Phosgenvergiftungen. Diss. Berlin 1914.
Roth, Gewerbehygiene. Berlin 1907.
Sachs, Die Kohlenoxydvergiftung. Braunschweig 1900.

Schläpfer, Unfalls- und Vergiftungsgefahren bei Arbeiten unter Tag. Zbl. f. Gew.-Hyg. Juni 1915. Ger.-med. Diss. Zürich 1914.

Sommerfeld und Fischer, Liste der gewerblichen Gifte. Jena 1912.

Spinner, Arbeiterschutz und gewerbliche Vergiftungen. Bern 1913.

Spinner, Beitrag zur Frage des Verkehrs mit giftigen Stoffen. Schw. Jurist.-Ztg. 1909.

Stierlin, Über psychoneuropathische Folgezustände bei den Überlebenden der Katastrophe von Courrière. Ger.-med. Diss. Zürich 1909.

v. Schulthess, Erfahrungen bei einer Zelluloidexplosion. Ger.-med. Diss. Zürich 1916.

v. Sury, Erfahrungen über Explosionen. Ger.-med. Diss. Zürich 1911.

Thiem, Handbuch der Unfallkrankheiten. 1909.

Teleky, Gewerbekrankheiten und ihre Verhütung. Wien 1911.

Zäuner, Arbeiterschutz in Superphosphatfabriken Zbl. f. Gew.-Hyg. 1917.

Zangger, Über Vergiftungsfälle unter spez. Berücksichtigung der gewerblichen Vergiftungen. Korresp.-Bl. f. Schweiz. Ärzte 1910 Nr. 30.

Zangger, Mitteilung über Ausdehnung und Einschränkungsmöglichkeiten der Geheimmittel. Festschrift zur Einweihung des Ger.-med. Instituts 1912, Zürich 1912.

Zangger, Über Membranen und Membranfunktionen. Erg. der Physiol. 1908, VII. Jahrg. Verhandlungen der Naturforschenden Gesellschaft Zürich 1906—1910.

Zangger, Über gewerbliche Vergiftungen durch verschiedene gleichzeitig oder nacheinander wirkende Gifte. Zbl. f. Gew.-Hyg. 1914.

Zangger, Erfahrungen über gewerbliche Vergiftungen. Schweiz. Zschr. f. Unfallkunde 1910, Nr. 9 und Festschrift des gerichtl. med. Instituts 1912.

Zangger, Über die Beziehungen der gewerblichen Gifte zum Nervensystem. Berlin 1910. Erg. der inneren Med. u. Kinderheilkunde V. Bd.

Zangger, Medizin und Recht. Orell Füssli 1918

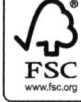

MIX
Papier aus verantwortungsvollen Quellen
Paper from responsible sources
FSC® C105338

If you have any concerns about our products,
you can contact us on
ProductSafety@springernature.com

In case Publisher is established outside the EU,
the EU authorized representative is:
**Springer Nature Customer Service Center GmbH
Europaplatz 3, 69115 Heidelberg, Germany**

Printed by Libri Plureos GmbH
in Hamburg, Germany